花千樹

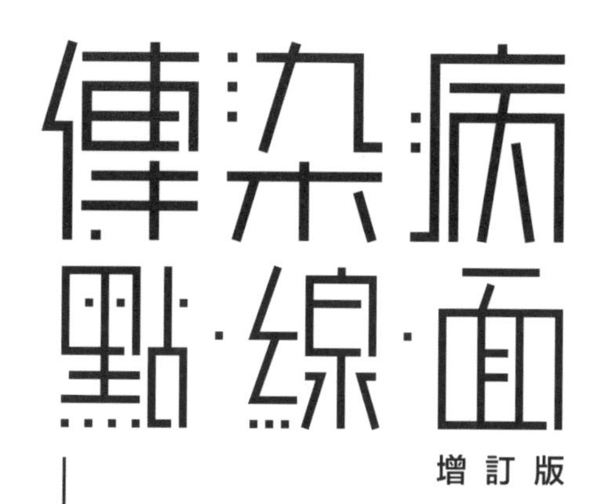

從微生物學
和免疫學說起

李瑞山醫生 著

目錄

第三章
防了防不了——道高一尺，魔高一丈

第四章
政策症策——不止防疫

前言

本書《傳染病點・線・面》名稱當中的「**點**」、「**線**」、「**面**」並不是傳染病的專門用字，概念來自上世紀七十年代一個名為「平面設計原理」(名畫家王無邪先生主理）的函授課程。課程提到圖案設計的元素，從**點**出發，建起**線**來，再由縱橫交錯的**線**變成平**面**。那是一個沒有電腦的年代，平面設計所需的一點一線都是一筆一畫繪成，而繪畫一小幅黑白平面圖案往往用上四五個小時。傳染病和人類的關係像一個圖案，用「點線面」來描述是頗為貼切。把傳染病圖像化的話，**點**可以是微生物，也可以是感染者；**線**是傳染病的散播途徑；**面**是疫症流行情況，又是社會的影響和回應。

以往我從事愛滋病工作，絕對是一**點**多**線**多**面**的課題。加入大學後，著眼的不是一點而是多點（千千萬萬微生物），明白需要擴闊眼界，並從過往經驗和認識裡尋找新角度。探索傳染病趨勢的過程中，無意間接觸到地理信息系統，有趣的發現是，地理學的基本元素也是「點」、「線」和「面」！寫這系列文章的時候，深深體會微生物和人類社會息息相關。當我們不斷尋求方法戰勝傳染病的同時，實在需要謙虛地反思，更不要忘記傳染病源自微生物。和人類一樣，微生物也是生物，各自有其存在意義。

《傳染病點・線・面》增訂本一半原文載於《醫藥人》雜誌。回憶十多年前，在《醫藥人》雜誌創辦人何杜華先生的鼓勵下（何先生於 2017 年因病離世），我開始執筆書寫有關傳染病的文章，部分課題成為本書的主體。其後香港經歷了包括流感等各類傳染病疫情，以及2020年的新冠病毒全球大流行，我在《明報》副刊「星期日生活」專欄發表的相關文章，其中九篇也收錄在本書裡。疫情為全球人類帶來極大挑戰，也間接鼓勵我重新整理累積多年的傳染病系列文章。

本書一共三十五篇文章，內容分成四個部分。第一部分「傳染病基本法」所述的是傳染病基本知識，從微生物學和免疫學角度去了解人類傳染病，所涉的並非某一細菌病毒，而是各式各樣的微細病原體。「傳染病基本法」是為出版增訂本而特別編寫，內容主要翻譯自筆者為公共衛生本科學生所寫的工具書及教材 *Public Health Infectious Disease*。第二部分「源來於此」介紹一些傳染病的起源，加上環境改變和人類歷史所產生的關係。第三部分「防了防不了」檢視人類不同的經驗，為防控傳染病所作的努力，但並非必能達到成效。第四部分「政策症策」討論的焦點是香港，從不同的個案例子探討傳染病政策的發展。第一部分內容是傳染病的**點**，第二、三、四部分則是由**點**到**線**和**面**。第一部分除了介紹傳染病知識之外，也為第二、三、四部分提供對照參考。

傳染病的一**點**可以引發多**線**，而每線能轉化為多**面**。從多線多面看傳染病，便是這本書希望帶出的訊息！

李瑞山

2021年3月

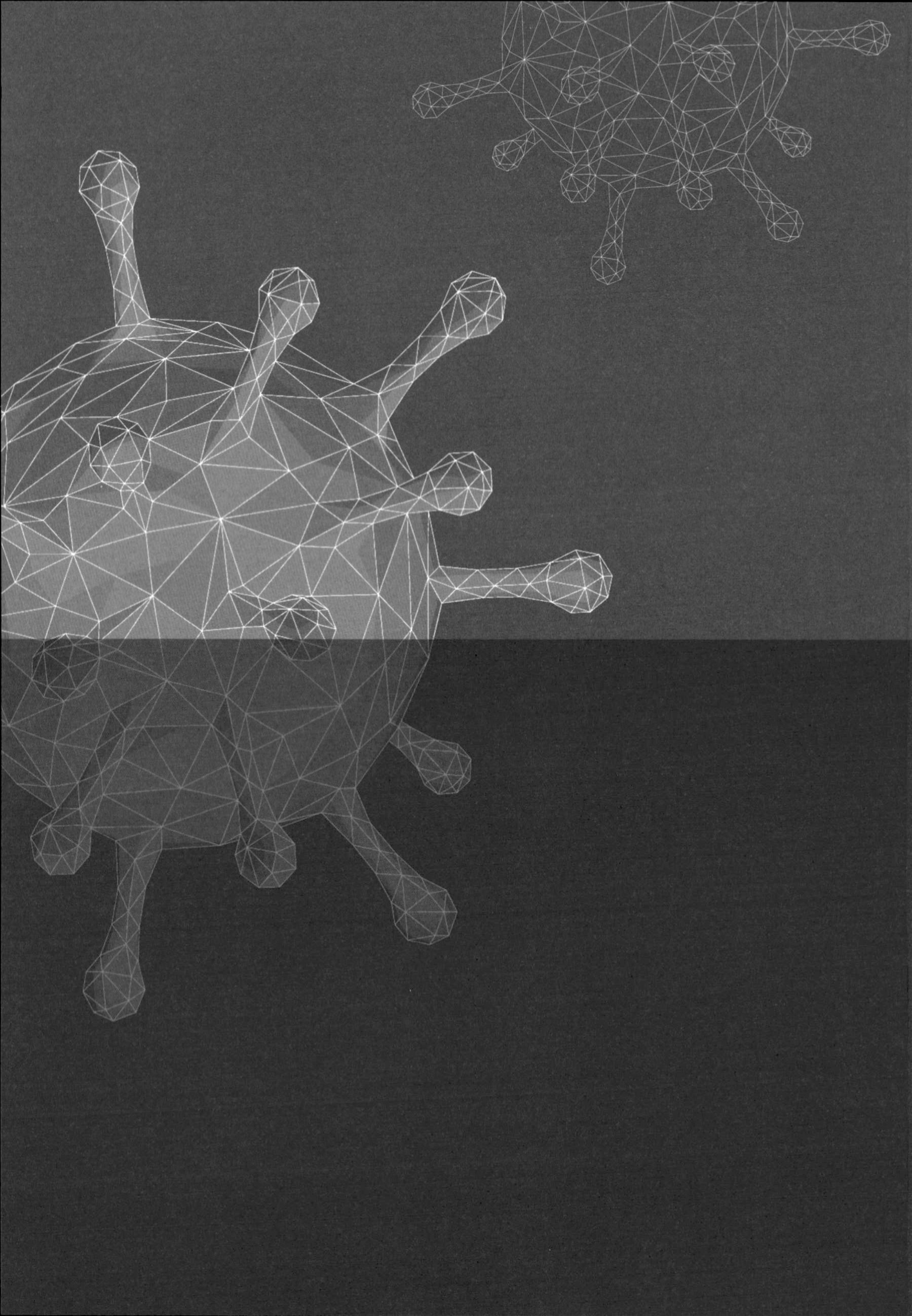

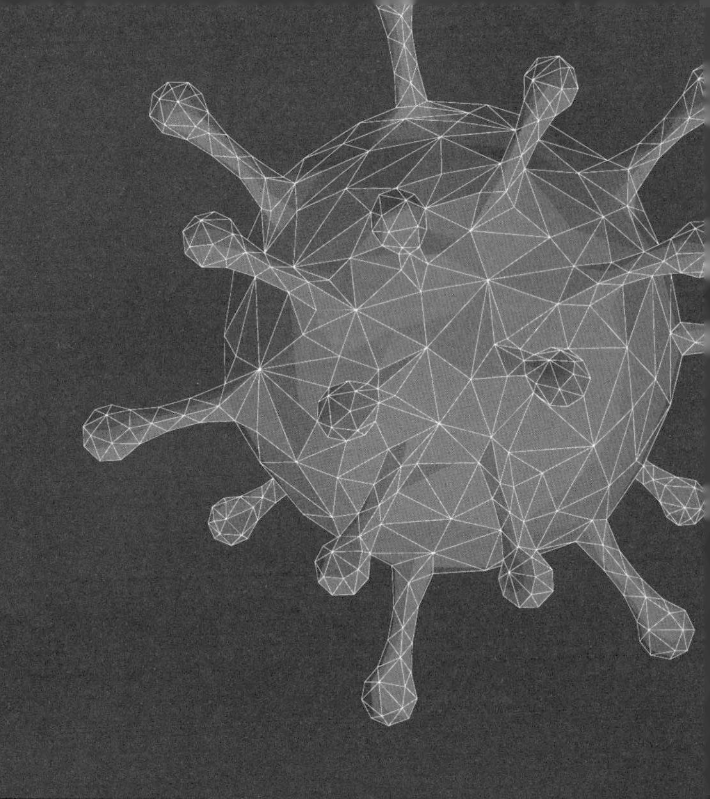

第一章

傳染病基本法——微生物學和免疫學入門

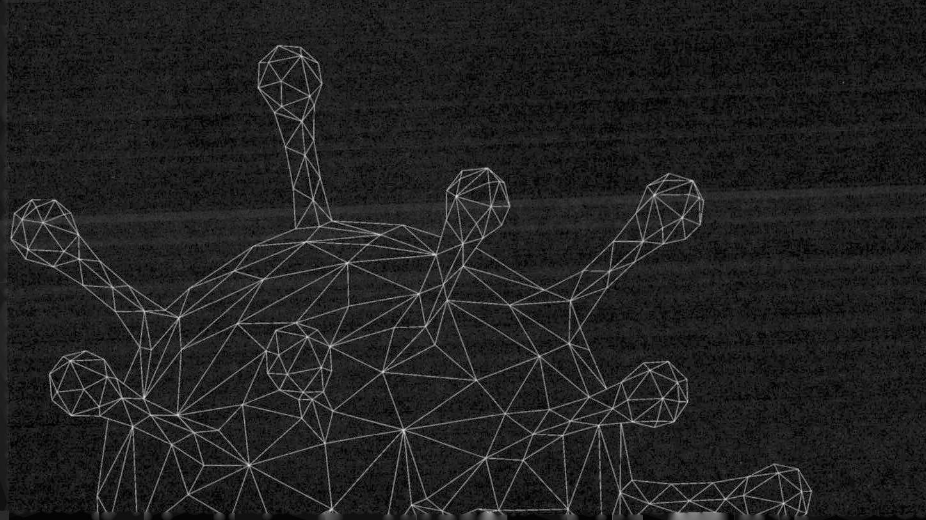

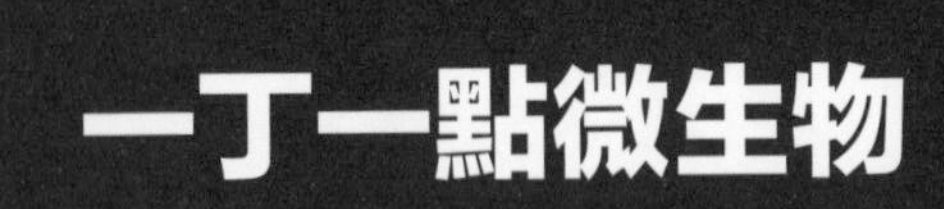

一丁一點微生物

微生物學不僅限於醫療領域，還是不少學科的核心知識，包括工業、食品、獸醫、土壤、水等。掌握微生物的生理和多樣性，對傳染病的了解極其重要。

微生物學（microbiology）一詞由三個部分組成：micro 意味細小，bio 是生命，ology 指知識體系。微生物學是有關微細生物體（微生物）的知識領域。顧名思義，微生物十分細微。什麼叫細微？以一米為準繩，10^{-6}m 即是米的百萬分之一或一微米（micrometre, μm）。我們體內的紅血球大約十微米直徑，比微生物中的細菌大十倍甚至幾十倍。病毒的大小以更細小的單位納米（nanometre, nm）計算，一納米等於一千分之一微米，一般病毒只有幾十納米大。

微生物的種類

一般生物通常被分為真核生物（eukaryote）或原核生物（prokaryote）兩種生命體。這些生命體的基本構成單位是一個細胞。細胞包含細胞質（cytoplasm）和細胞核（nucleus），而細胞所含的核酸（nucleic acid）物質負責遺傳信息。真核生物的細胞核被一片膜包著，這片膜稱為核膜，而原核生物是不具核膜的單細胞生命體。

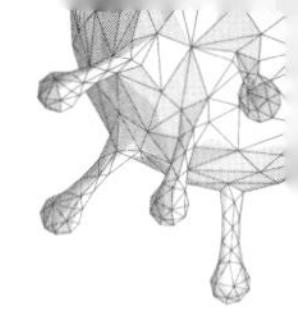

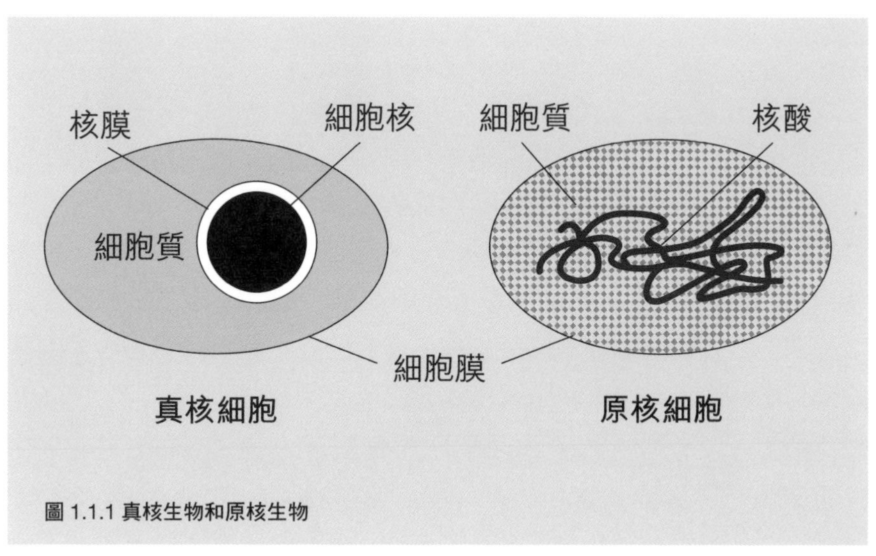

圖 1.1.1 真核生物和原核生物

在人類社會引發傳染病的細菌（bacteria）是原核生物，和生活在海底和寒冷山峰等惡劣環境的古細菌（archaebacteria）是遠房親戚。

核酸分兩大類：核糖核酸（ribonucleic acid，簡稱 RNA）和脫氧核糖核酸（deoxyribonucleic acid，簡稱 DNA）。細菌的核酸是 DNA，儘管單一細菌體積很小，但它們以一堆一堆的菌落（colony）存在，是大量相同生物共同存活的特徵模式。

細菌以外的傳染病源頭

除了細菌外，感染人類的傳染病源頭可以是其他微細生物：病毒（virus）、原生動物（protozoa）、真菌（fungus），以至朊毒體（prion）。

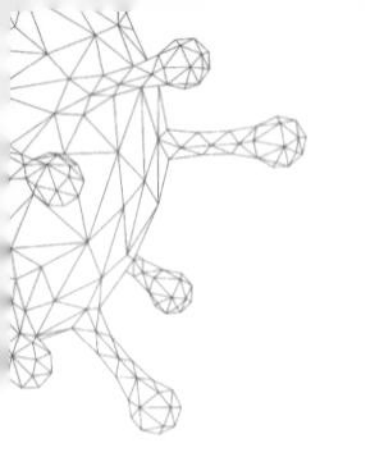

一、病毒

病毒不以一般生命體分類。病毒通常是一眾微生物中體積最小的，不過也有例外，有些巨型病毒直徑有好幾百納米，體積和細小的細菌差不多，所以體積小並不是病毒的主要特徵。此外，與其他微生物不同，其負責傳遞遺傳信息的病毒核酸可以是 DNA 或 RNA，而不僅僅是真核生物的 DNA。病毒沒有細胞壁，但有一層蛋白衣殼。病毒通常生活在被感染宿主的細胞內。有趣的是，許多病毒顆粒呈規則的幾何形狀。

二、原生動物

原生動物是單細胞真核生物，體積比細菌病毒為大，被視作「動物」的最簡單生命體。在所有微生物中，原生動物是人類宿主的近親。它沒有細菌所具有的細胞壁。

三、真菌

真菌也是一種真核生物，通常是多細胞而非如細菌般存活於單細胞形態。真菌具細胞壁，喜歡寄生在宿主身上。當宿主的免疫力出現缺陷時，真菌才容易引起疾病。藻是另一種真核生物，可以是單細胞或多細胞的，特點是和植物一樣會進行光合作用。藻通常是獨立生存而非寄生的，很少引起人類傳染病，此處不作贅述。

四、朊毒體

朊毒體（prion）是近年發現主要由蛋白質組成的生物體，這名稱其實是由 protein（蛋白）和 infection（感染）兩字所組成。Prion 是瘋牛症的病原體，中文譯名很多，例如普利子、普利昂、普恩蛋白、朊毒體、慢病毒等。

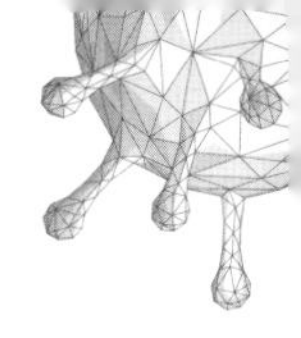

五、昆蟲和寄生蟲

另外還有兩種絕不微細的生物，經常被放在微生物學範疇內。它們是昆蟲和寄生蟲。寄生蟲（parasite）不僅包括單細胞的原生動物，還有寄生人體內的各種「蟲」如蛔蟲。另一方面，昆蟲（insect）也不細小，經常充當媒介（vector），將致病的微生物從一個宿主傳遞到另一個宿主。由於它們通常生活在人體的外部，有時被稱為「外寄生蟲」（ectoparasite）。

表 1.1.1 主要致病微生物的類別

	病毒（virus）	**細菌（bacteria）**	**真菌（fungus）**	**原生動物（protozoa）**	**朊毒體（prion）**
結構	外殼 + 核酸	單細胞，有細胞壁，沒有細胞核	單細胞及多細胞形態並存，有細胞核和細胞壁	單細胞，有細胞核，沒有細胞壁	蛋白形態
大小（一般）	0.01 – 0.3 微米	1 – 3 微米	3 – 30 微米	100 微米，但生長在人體細胞內的可以小於 10 微米	比病毒還要小，分子量 35 – 36 kDa
遺傳基因	核糖核酸或脫氧核糖核酸	脫氧核糖核酸	脫氧核糖核酸	脫氧核糖核酸	沒有核酸，具朊毒體蛋白
繁殖方式	複製（replication）	細胞二分裂（binary fission）	無性方式：出芽、孢子繁殖、菌絲斷裂；有性繁殖	無性方式：細胞分裂；有性繁殖	募集蛋白並進行轉化
例子	愛滋病病毒、新冠病毒	結核菌、豬鏈球菌	念珠菌、引致足癬的真菌	瘧原蟲	引致克雅二氏症、瘋牛症

註：
微米 =μm
核糖核酸 =RNA
脫氧核糖核酸 =DNA
kDa（Kilo Dalton）是分子質量單位

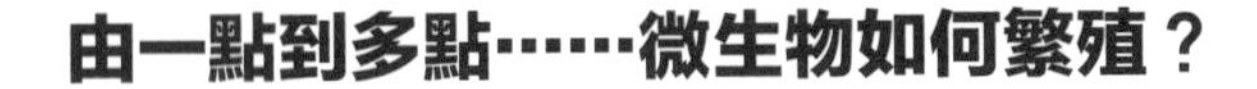

由一點到多點……微生物如何繁殖？

所有生命體都有繁殖下一代的能力，微生物也不例外。從醫學角度看，微生物的繁殖正是產生傳染病的重要因素。假如微生物走進人體後不進行繁殖，其數量只會下跌，最終不會對宿主帶來什麼壞影響。要繁殖下一代，最關鍵的是微生物能夠複製自身的核酸，再將核酸和細胞其他成份包裝妥當，變成新一代的相同微生物。這個生物繁殖的原理和一眾動植物無異，只是過程的細節並不一樣。

細菌的形態近似一般動物體內的細胞，其繁殖過程亦有相同的地方。細菌在適當環境會進行細胞二分裂（binary fission），一顆母細菌細胞帶著同樣的 DNA 變成兩顆子細菌細胞。兩顆細菌又分裂成四顆、八顆、十六顆……以所謂「幾何級數」增加這個細菌家庭成員數量（圖 1.1.2a）。

雖然病毒的體積比細菌細小很多，但繁殖能力更高。病毒會先附在宿主細胞的細胞膜上，然後將本身的 DNA 或 RNA（病毒核酸）注入宿主細胞內。母病毒使用宿主細胞的養料，製造自己的核酸，再在適當時候轉化為一大群子病毒，直至宿主細胞最後賠上性命。科學家給病毒的高效能繁殖方式起了一個更貼切的稱號，名為「複製」。某程度上，一顆病毒的整個生命週期的重點工序就是複製（圖 1.1.2b）。

由點（微生物）到線（傳染病）

「疾病」兩字的含意是「健康出現了缺陷」。傳染病就是微生物為感染者帶來的健康缺陷。要理解傳染病，需要思考微生物導致人體健康出現缺陷的整個過程。這個從點到線的過程，可以分三個關鍵步驟作解說的框架：接觸、感染和疾病（圖 1.1.3）。

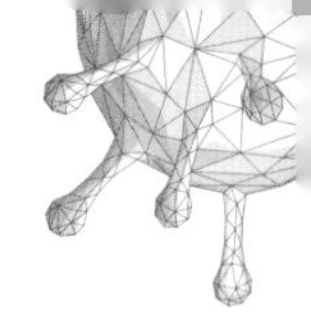

a. 細菌

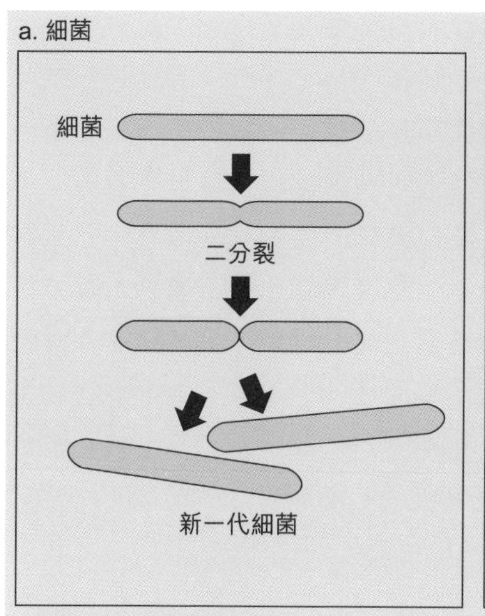

b. 病毒

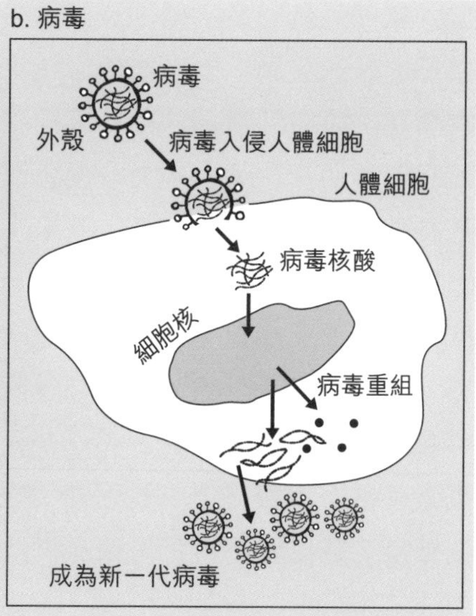

圖 1.1.2 微生物的繁殖

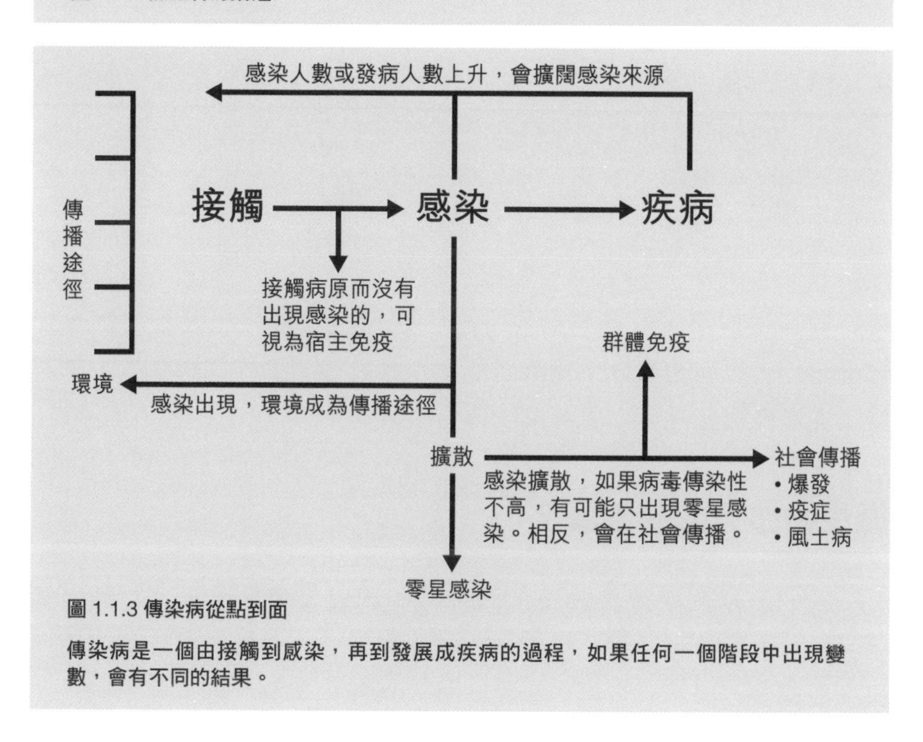

圖 1.1.3 傳染病從點到面

傳染病是一個由接觸到感染，再到發展成疾病的過程，如果任何一個階段中出現變數，會有不同的結果。

第一個步驟是接觸，是指微生物與人類宿主（host）之間通過某途徑進行的互動。微生物使用特定的途徑和宿主連繫，其特性因微生物而異：如甲細菌經性行為接觸某人、乙病毒由蚊蟲帶到另一人群、丙真菌長期躲在某人身上等機會襲擊他……如果接觸途徑不存在，僅是微生物的聚集不可能導致感染。縱使某特定接觸途徑存在，必須在適當的環境下才能令它生長起來。微生物在人體生長及繁殖，構成了感染這個第二步驟。最後，微生物在宿主體內擾亂了他的正常生理活動，導致第三步驟的健康出現缺陷。感染後的病況和宿主的免疫功能有關，部分病者患重症，另一些人可能全無徵狀。儘管了解傳染病的基本過程，但最終情境往往無法輕易預測。簡而言之，接觸不一定導致感染，感染也不一定導致疾病。

傳染病和其他人類疾病不同，當中牽涉不只是人，而是人和微生物兩種或以上生物。要掌握傳染病知識不僅需要了解宿主，還要了解所涉微生物和環境。某些傳染病的發生還存在另一中間宿主（intermediate host）或媒介，它們在傳播和疾病因果關係中起關鍵作用。中間宿主是另一種被同一微生物感染的生物，例如人類其實是瘧原蟲的中間宿主，其最終宿主是瘧蚊。媒介（又稱蟲媒或生物媒介）則是另一生物，在微生物傳播中起中介作用，通常不直接影響宿主健康，蚊子是個好例子。媒介不同於灰塵等非生物媒介（fomite），後者是被微生物附著的無生命物體，例如家居塵埃，家居塵埃被塵蟎附著後可以間接幫助傳播過敏症。

微生物如何影響健康？

我們經常假定傳染病僅是微生物在一個人和另一個人之間的傳播，然而實際情況其實比較複雜。很多時人與人之間的微生物傳播只是一個例外，而不是常規。動物才是人類感染傳染病的重要來源，而

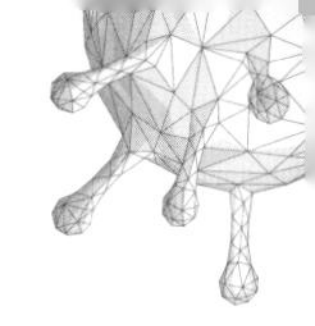

這現象更是另一個分類模式的基礎。如果傳染病的感染源是另一個人，統稱為人類感染（anthroponosis），例子包括麻疹，常見的有性病、結核病和愛滋病病毒感染。非單純影響人類的傳染病可以是人畜共患病（zoonosis），或是腐生病（sapronosis）。人畜共患病通常指微生物由另一種動物轉移到人的身上，禽流感就是一個例子。腐生病是由無生命物體上的傳染物引發的感染，炭疽是最經典例子，其傳播不需要感染者或動物，而是依靠細菌的孢子。炭疽無色無臭，殺傷力大，是生物恐怖分子的最佳選項，也因此引起了全世界的關注。另一種腐生病源是真菌，它可以在環境中獨立存活，對健康的人沒有威脅，但可為免疫有缺陷的宿主帶來嚴重疾病。

我們熟悉的致病微生物，一般並非長時間居住在人體內。對這些微生物來說，人體是極其陌生的環境。要在這個環境生存繁殖，必然要從中吸取足夠養料。如果某細菌在人體的肌肉上棲身，引起的傷害可以是肌肉潰爛；如果棲身於腸胃，損壞的就是消化系統。除了產生直接傷害，微生物所引起的人體反應也可以間接影響人類自身的健康。例如，當面對細菌病毒等外來侵襲時，人體的免疫系統會作出反應，而這些反應有可能誤中副車，造成傷害身體的炎症。越來越多研究結果顯示，一些常見的疾病可能間接和微生物感染有關連。假如微生物造成慢性感染，還有可能影響防禦腫瘤生長的免疫機能，引致各種癌症的發生。

儘管微生物與宿主關係密切，但並非所有微生物都必定引起疾病。正常菌群（normal flora）就是一群生活在人類宿主內而不會造成有害影響的微生物。它們通常數量龐大，人體內共有一百兆（10^{14}）這樣的細菌，例如生活在大腸中的厭氧菌、皮膚上的葡萄球菌，或在陰道中保持酸性 pH 值，以保護泌尿生殖道內壁的乳酸桿菌。

我們應該認識哪些微生物？

對於微生物學家而言，微生物的知識沒有上限，每一種微生物都應該要去認識。不過要求大眾認識所有的微生物是不可能的任務，而且微生物的名稱看起來如此艱深，實在不容易記憶。微生物的名稱大多以拉丁文組拼，用英文學習微生物會更有優勢，就算是以往不認識的新興微生物，也可以用英文的常識推敲其意義形態。例如金黃葡萄球菌的學名是 *Staphylococcus aureus*，本身就說明了細菌像一束束（staphylo）球體（coccus）造型。隨著新的微生物不斷被發現（並因此發現了新的感染和傳染性疾病），越來越多新的名詞被添加到不斷擴展的微生物學知識庫中。當然，大多數新微生物可能與現有病原體屬於同一類別，因此專業人員也可以有效地預測它們對人群的潛在威脅。

不過，對於普羅大眾，最理想還是有一張最精要的「清單」，列出在我們社會中常見而又有致病風險的微生物，好讓大眾時刻有所警惕。可惜世上沒有這樣的一張公認有用的清單，而且微生物的種類日新月異，清單恐怕要時時更新，始終不是預防傳染病的有效方法。因此，比較重要的還是要理解微生物和傳染病的一些基本原理，疫症爆發時，我們就有足夠的知識可以用邏輯思維去分析情況，不被恐慌操控。

翻譯自 *Public Health Infectious Disease* 2012

人體免疫圍牆

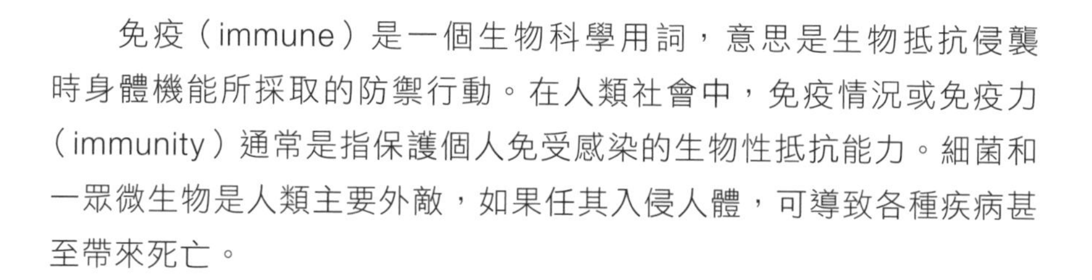

免疫（immune）是一個生物科學用詞，意思是生物抵抗侵襲時身體機能所採取的防禦行動。在人類社會中，免疫情況或免疫力（immunity）通常是指保護個人免受感染的生物性抵抗能力。細菌和一眾微生物是人類主要外敵，如果任其入侵人體，可導致各種疾病甚至帶來死亡。

免疫力是一個與個人健康狀況有密切關係的臨床概念，而人口免疫力（population immunity）則指社會上所有人的免疫力。在過去幾十年中，免疫學（immunology）是醫學研究的重要範疇，並逐步發展成為遍及生物和醫學幾乎所有分支的學科。

免疫學和微生物學兩者均是傳染病知識的骨幹，免疫學的發展也離不開微生物學，兩者都是本書內容的核心。

在人類社會，傳染病的發生是個人身體與微生物之間的互動所構成的現象。作為宿主的病者，其免疫力是維持個人健康的決定因素，而人群免疫力則是控制傳染病在社區流行的主要力量。對人類免疫系統有了基本了解，有助掌握微生物的傳播動態和傳染病的流行情況，以便應用於探索不同的干預策略。

兩個免疫機制

人體的免疫系統包含兩個相輔相成的機制——先天性免疫（innate immunity）和適應性免疫（adaptive immunity）機制。

表 1.2.1 人體的兩個免疫機制

	先天性免疫反應	適應性免疫反應
反應時間	馬上作出反應	需要較長時間作反應
反應性質	非特定	有特定針對性
細胞	巨噬細菌、肥大細胞（mast cell）、NK 細胞、白血球中的嗜鹼性粒細胞（basophil）和嗜酸性粒細胞（eosinophil）	淋巴細胞（lymphocyte）
蛋白	不同器官的分泌液、細胞因子（cytokine）、補體（complement）、和干擾素（interferon）	抗體（丙種球蛋白，immunoglobulin）
免疫記憶	不設免疫記憶	附免疫記憶

從進化的角度來看，先天性免疫機制比較古老，長久以來已在無脊椎動物中發揮功能。在包括人類在內的哺乳動物中，先天性和適應性機制同樣重要，並且相互補充。先天性免疫機制負責對入侵身體的外敵作出即時反應，所產生的免疫功能廣泛而沒有特異性。適應性機制需要較長時間啟動，但對不同的病原體有其特定效能。適應性機制的發展依賴系統的記憶，每次調節對同一病原體的免疫功能，有效增強機制抵禦再次受侵襲的能力。

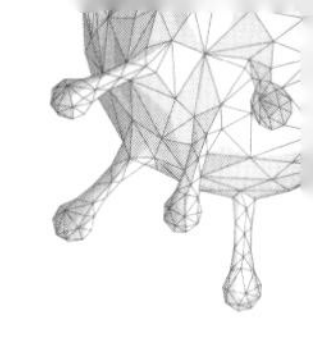

免疫系統是人體多個生理系統之一，每個系統負責執行特定類別的生理功能。循環系統（circulatory system）是一個清晰例子，由血液、血管和心臟組成，負責將養料輸送到身體所有部分。呼吸系統（respiratory system）包含由肺部、氣管、支氣管再到細支氣管等精密「管道」組成的網絡，為身體帶來氧氣並將廢氣排掉。免疫系統與其他器官性系統不同，所包含的組件大多是肉眼看不到的。系統內的兩個免疫機制都是由蛋白質和細胞組成的，它們不僅細小，而且廣泛分佈於全身。細胞之間的互動引起反應，而該反應又受到特定蛋白質的影響。一些蛋白質提供了連接，作為刺激細胞的信號，其他蛋白質則經分泌傳遞反應。

第一道防線：先天性免疫機制

每當人體受到破壞性侵襲，第一道防線是充當物理屏障的皮膚，它有效地阻止微生物直接觸碰身體無菌的內部結構。其他相類似的屏障包括覆蓋著呼吸道、腸道和生殖道等表面的各種黏膜層。每當這些表面受到例如創傷等外部因素侵襲時，屏障形成阻隔，防止微生物沉降和生長。同時這些創傷也會發出信號，激活和釋放不同的蛋白質，特別是酶（enzyme）、補體（complement）和干擾素（interferon）。溶菌酶（lysozyme）是一種重要的酶，可以直接殺死細菌。補體是一組不同級別的蛋白質，經過激活後逐級產生放大反應，簡稱級聯（cascade）效應。補體促進細菌的裂解，或支援先天性免疫機制的細胞功能。干擾素是當人體細胞感染病毒後所產生的小蛋白質，能夠保護沒受感染的細胞免受病毒侵襲。先天性免疫機制陣營下的蛋白質一方面攻擊外敵，另一方面幫助募集更多細胞到現場。它們都具備特殊任務，但沒有針對某病原體的特異性。

除了蛋白質外，先天性免疫機制亦以細胞抵禦外敵。吞噬細胞（phagocyte）是先天性免疫機制中的主要細胞類型，會吞噬細菌等侵略者導致它們死亡，過程稱為吞噬作用（phagocytosis）。細胞的作戰工作亦有賴各蛋白質支援，例如補體幫助吞噬細胞有效包圍入侵的細菌。吞噬細胞有來自血液中的白血球，也有來自組織（tissue）中的巨噬細胞（macrophage）。

適應性免疫機制的具體反應

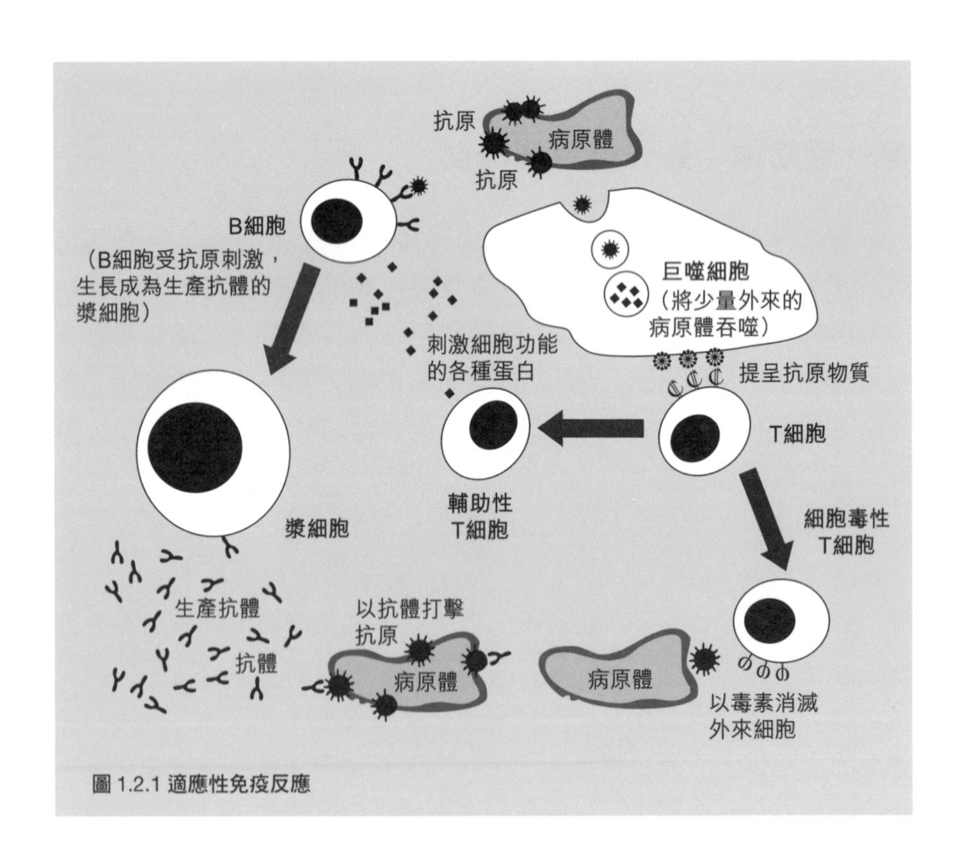

圖 1.2.1 適應性免疫反應

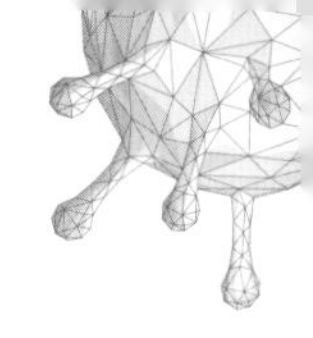

和先天性免疫一樣，適應性免疫機制透過各種蛋白質和細胞對抗侵略者。抗體是適應性免疫機制最重要的蛋白質工具，游走在細胞以外的液體中，故此適應性免疫機制也稱為體液免疫力（humoral immunity）。至於細胞方面，白血球當中的淋巴細胞是適應性免疫機制的主要武器，所以這機制產生的功能又稱細胞免疫力（cellular immunity）。適應性免疫機制主要由淋巴細胞（lymphocyte）帶動，當中主要包括 T 細胞和 B 細胞。

B 細胞受到抗原刺激後，成長並變身為生產抗體的漿細胞（plasma cells）。漿細胞釋放大量抗體，中和侵襲身體的抗原。抗體在結構上屬於一類稱為糖蛋白（glycoprotein）的蛋白，該蛋白質的球狀形態及其免疫功能為它帶來另一個名字：「免疫球蛋白」（immunoglobulin），英文簡稱 Ig。免疫球蛋白、丙種球蛋白（丙「γ, gamma」表示分析蛋白電泳中的位置）和抗體三個名稱經常互換使用。抗體的功能極具針對性，可以識別侵略者的表面特徵，而這些特徵分子便是抗原。免疫原（immunogen）是可以刺激免疫反應的抗原，其力度反映它的免疫原性（immunogenicity）或抗原性（antigenicity）。這些科學術語在探討或評估人群的疫苗接種策略時經常大派用場。抗體有五個主要同種型（isotype），分別是 IgG、IgA、IgM、IgD 和 IgE，它們針對同一抗原但在不同階段和器官起作用。

細胞免疫力的主角是 T 細胞，但它並不單獨行事。巨噬細胞（macrophage）是啟動細胞免疫力的先頭部隊，先將少量外來的病原體吞噬，再在細胞表面提呈（present）抗原物質刺激鄰近的 T 細胞。T 細胞隨即分泌不同的蛋白，快速培育兩組精銳的特殊細胞：輔助性 T 細胞（helper T cell）和細胞毒性 T 細胞（cytotoxic T cell），一方面輔助 B 細胞發揮功能，另一方面直接充當殺手，消滅侵襲的病

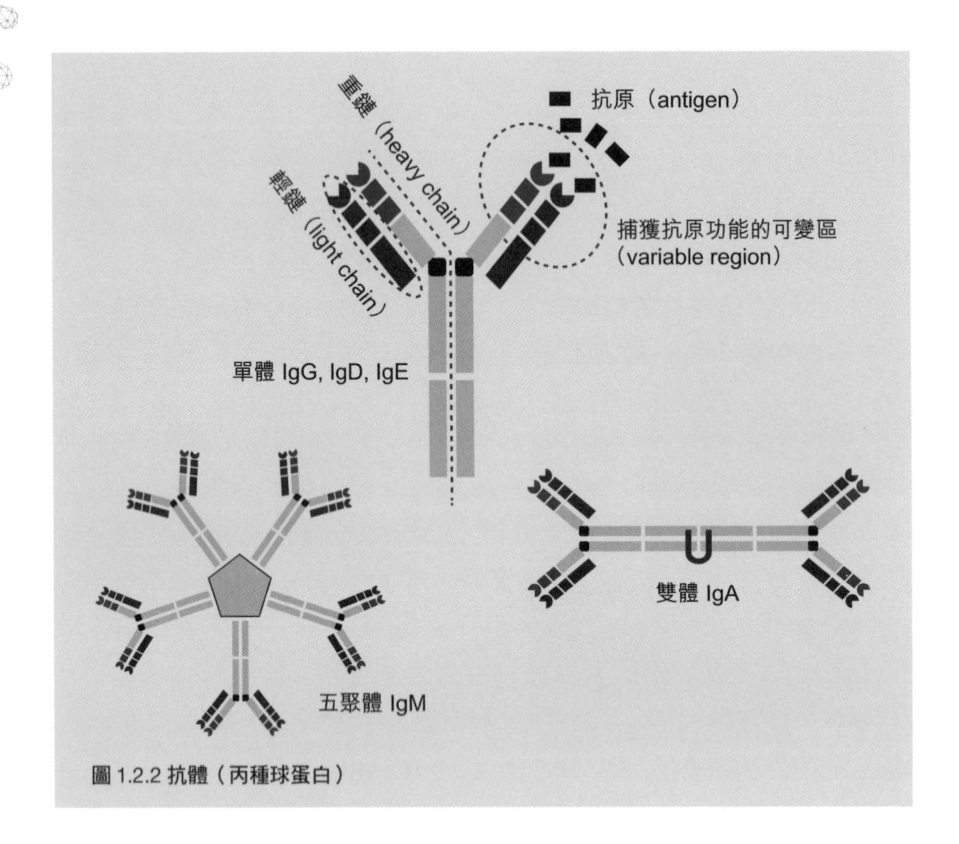

圖 1.2.2 抗體（丙種球蛋白）

原體。體液免疫和細胞免疫兩種能力彼此共同進退，還與先天性機制產生互動，為人體建立有效的免疫反應。

適應性免疫力可以自然產生（natural），也可以是人工造成（artificial）的傳遞。母親在懷孕期間將抵抗某些感染的免疫抗體傳遞給未出生的嬰兒，是一個自然產生的被動免疫（passive immunity）過程。將丙種球蛋白輸注到患者體內，是人工化的被動過程。相反地，主動免疫是指刺激身體產生免疫力，使其免受病原體的入侵。主動免疫（active immunity）可以是因身體暴露於病原體後的自然過程，也可能是免疫接種的人工過程。適應性免疫力除了分自然和人工之外，也可以分被動和主動。例如：

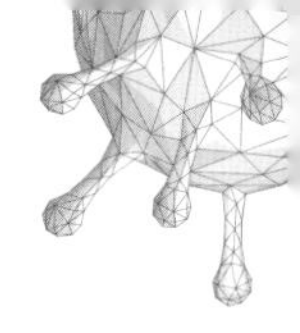

	自然	人工
被動	母體傳給嬰兒	丙種球蛋白輸注
主動	身體暴露於病原體	免疫接種

人體對抗不同的微生物，會策略性使用不同的免疫武器。不少細菌感染的過程中，病原體抗原促使 B 細胞製造抗體作為主要抵禦手段。病毒體積細小而喜歡鑽入人體細胞內，觸發毒性 T 細胞作出對抗。一般而言，病原體的侵襲會觸動多個免疫機制。以新冠肺炎（COVID-19）為例，人類未經歷過新冠病毒感染，當接觸病毒時，人體首先透過先天性免疫機制立刻阻截病毒，但明顯地並不成功。巨噬細胞發揮功能，將病毒抗原呈遞給體內的 T 細胞。由於系統從未碰過此病毒，其反應只能參考類似的病原體（例如其他冠狀病毒），所需時間比應付能識別的病毒為長。如果成功刺激 T 細胞，會產生毒性反應將感染病毒的細胞清除，或者指導 B 細胞產生抗體對抗病毒抗

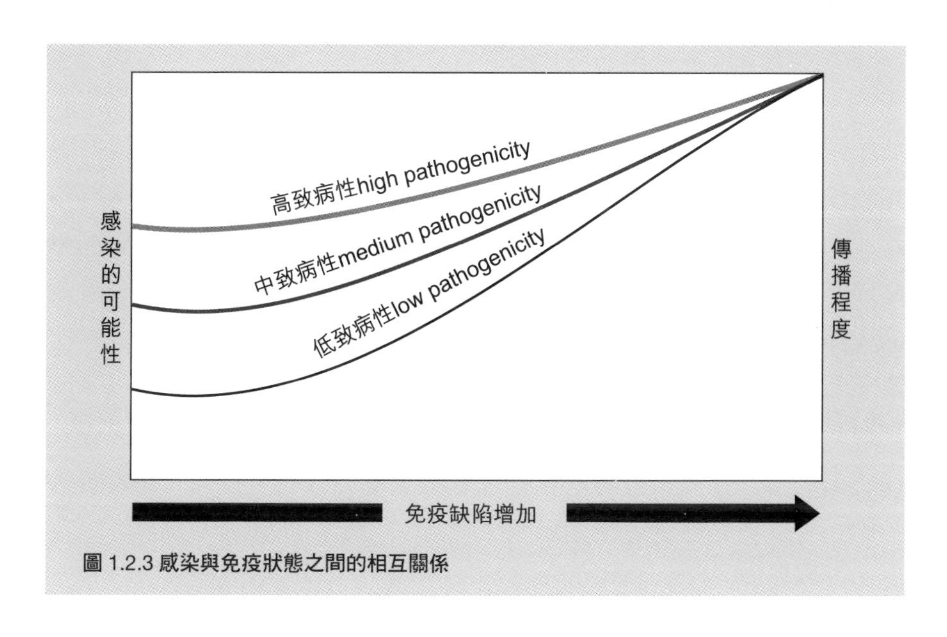

圖 1.2.3 感染與免疫狀態之間的相互關係

原。感染者經歷一段時間可以戰勝新冠病毒而康復。如果最終未能產生免疫反應，身體的細胞會受極大傷害而導致死亡。

傳染病和微生物的致病性

某些微生物入侵人類宿主而引起疾病，被稱為具致病性的微生物。致病性（pathogenicity）一詞由「病態」（pathos）和「起源」（genesis）組成，而可致病的微生物被稱為病原體（pathogen）。傳染病的成因，關係所涉病原體的致病性。不過病原體致病與否，還繫於宿主的免疫能力。人類宿主由於自然免疫或人工免疫，可以對致病的病原體具有免疫力而不被感染。非免疫的宿主可能受到感染，但如果具備有效免疫功能，也有能力清除感染。

病原體、宿主免疫能力和疾病的嚴重性構成一個複雜的關係。一般而言，健全的免疫力可以有效減低感染風險。縱使受感染，免疫功能亦能控制體內病原體的生長，引致輕度或無疾病發生。相反，免疫力不健全令宿主容易感染病原體，也會引發嚴重疾病。至於個別微生物，其暴露情況和引發疾病的嚴重性亦不無關係，當中微生物的毒性和劑量與其致病性相關。簡單來說，沒有免疫力的宿主面對大量高毒性的微生物，所引致的感染和疾病後果可以十分嚴重。相反，具自然或人工免疫的健康宿主，即使微生物進入人體，其毒性達到致病分量前，免疫力已把微生物消滅。縱使微生物在體內繁殖，情況亦受制於人體免疫力，只出現輕微徵狀而無需接受治療。人口結構亦非常重要。老年人和患有慢性疾病的人的免疫力可能較低，就算感染機率和年輕人相同，他們因感染而患重病的機率較大。社會中老年人／慢性病病人的比例越高，發病率和死亡率就越高。我們可以說，與年輕人口相比，這樣的社會更加脆弱。

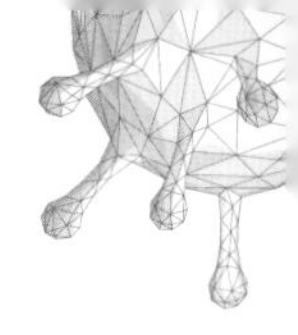

機會性感染（opportunistic infection）或伺機感染是一種特殊的感染。當宿主的免疫系統出現缺陷時，即使通常非致病性的微生物也可能導致感染和嚴重疾病，此等稱為機會性感染。愛滋病病毒（HIV）感染者由於免疫系統出現問題，以致一些平時不致病的微生物產生機會性，並且引發疾病。肺囊蟲肺炎（Pneumocystis pneumonia）是機會性感染的其一例子。縱使病原體隨處可見，一般對身體健康的人不構成威脅，但對免疫細胞減少的愛滋病病毒感染者，卻會帶來致命的肺炎。同一病原體在不同情況下，後果差異很大。結核病（TB）是另一個例子，一般感染者有肺部疾病，而在免疫受損的宿主（例如愛滋病病毒感染者）中，散播性結核（disseminated tuberculosis）很常見。肺囊蟲肺炎和結核病都是愛滋病的標誌疾病，感染者的病徵可以十分嚴重。

群體免疫是什麼？

人口免疫力（population immunity）是一個籠統詞，即是指人群當中所有個體的免疫力的總和，這可被視作一個簡單算術題。群體免疫（herd immunity）是從人口免疫力演變出來的概念，是一個限制性很強的術語，專門指人群對某一（或一組）病原體的整體保護程度。群體免疫的理論源於當大部分人已經對某微生物免疫，剩下來的人就算不採取任何預防措施也會受到保護，在群體中達到免疫效應。此情況的出現，一般需要群體中 70% 至 90% 的人受了感染，病毒由於找不到足夠的未受感染宿主，無法繼續繁殖而只好自然消失。在特定的時間和空間，群體免疫和以下三組因素有密切關係：微生物的致病性、傳播途徑動力、免疫方法和功效。如上文所述，微生物的致病性是毒力、劑量和宿主免疫力的函數。一些病毒如果通過呼吸道等高效途徑傳播，可以在短時間導致很多人受感染。流感病毒是一個例子，雖然致病性不高，但如果任由病毒自然傳播，將會導致患病及死亡數目大增，有可能癱瘓醫療系統。流感疫苗的功能，是盡快令未受感染的人產生免疫力。當人工免疫（透過疫苗）和自然免疫（經受感染）相互合作，社會大部分人在幾個月內達至群體免疫的效應，整體流感發病率可維持在低水平。

群體免疫是一個簡單概念，適用於解釋疫症的流行情況和幫助構思應對策略，將概念直接應用於傳染病的防控方案卻甚為複雜。在現實世界，特別是如果疫症已經發生，以自然免疫方法去達至群體免疫是十分危險的預防辦法。數十年前麻疹疫苗尚未普遍使用，一個古老傳統是讓小孩子盡快接觸麻疹病人，透過「出麻」達至免疫。當社會上大部分兒童已經受感染，麻疹的散播自然停止，情況和群體免疫接近。2020 年新冠病毒全球肆虐，其致病性及死亡率都比大家熟悉的流感為高。由於針對新冠病毒的疫苗對人群所能發揮的功效尚在研究階段，依賴自然免疫去達至群體免疫是一個政策選項。這等於促使大部分人盡快感染新冠病毒，結果必然是未見其利，先見其害。歐洲的意大利死亡人數已達好幾萬時，估計感染人數還是只得百分之十幾，遠遠未達群體免疫目標。縱使有效疫苗面世，也需要大量時間、資源和工夫為群眾進行接種，不可能在短時間內達到群體免疫的目標。亞里士多德（Aristotle）述及：「整體不僅僅是部分的總和」，總結了群體免疫的複雜性。

翻譯自 *Public Health Infectious Disease* 2012

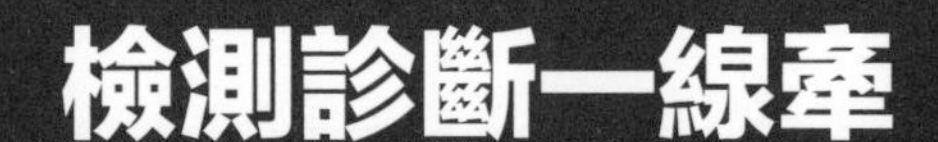

檢測診斷一線牽

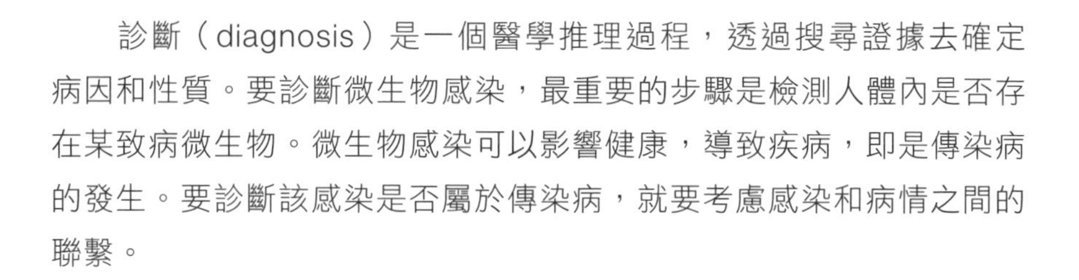

診斷（diagnosis）是一個醫學推理過程，透過搜尋證據去確定病因和性質。要診斷微生物感染，最重要的步驟是檢測人體內是否存在某致病微生物。微生物感染可以影響健康，導致疾病，即是傳染病的發生。要診斷該感染是否屬於傳染病，就要考慮感染和病情之間的聯繫。

一般我們會在臨床環境進行感染或傳染病的診斷，為個別病人確定病因病況，從而以適當的治療支援。除了臨床應用，感染的診斷也可以在公共衛生層面進行，並達到不同目的。公共衛生診斷的首要目的就是要確定感染的傳播動態，以便提供針對性的干預措施，控制感染的傳播。另外，公共衛生診斷能夠連接臨床治療服務，促進社區健康。

傳染病流行病學的一個重要環節是要診斷人群的感染情況。一般來説，公共衛生診斷與臨床診斷的方法沒有什麼不同，但所採用的分析和解讀方法方面存在差異。另一方面，雖然臨床診斷後的治療通常針對個人，但在某些情況下，治療的結果還能夠影響人群的整體健康。結核病就是其中一個例子，有效的治療可以減少傳播，其本身就是實現感染控制的公共衛生工具。

怎樣檢測微生物？

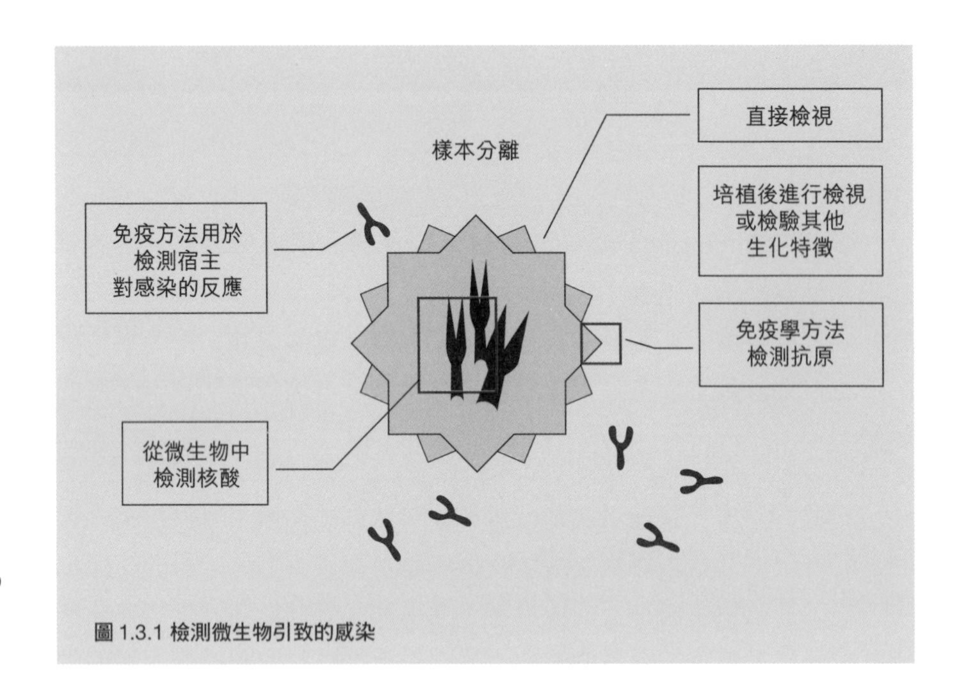

圖 1.3.1 檢測微生物引致的感染

我們可以怎樣確定微生物身份？最理想做法是能夠從病者身上取得樣本檢視微生物生長，為診斷感染提供充分證據。可惜，微生物體積很小，根本無可能用肉眼直接觀察得到答案。因此傳統的微生物診斷離不開一台顯微鏡，用以放大圖像。可是不同的微生物在形態上的差別可能不是很大，故此分辨的困難仍然不小。不過，如果在細胞內或體液中存在的微生物有足夠濃度，鑑別的最便捷方法就是加以適當染色（staining），其前提是採樣可行。故此，顯微鏡加上染色工序構成了微生物實驗室的基礎。

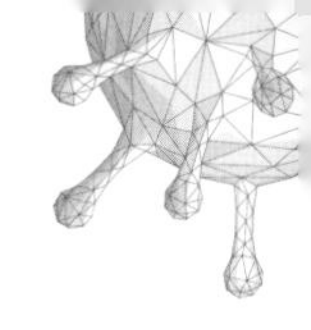

微生物學其實是一個頗為色彩繽紛的世界，隨著運用不同的染色方法去顯示各式各樣的微生物。不過這方法只適合某些微生物，尤其是帶有可染色細胞壁的細菌。對於細胞壁不完整的細菌（例如退伍軍人病細菌）或極細小的微生物（如病毒），因染色效果不佳，所以不能以染色方法檢視。在這些情況下，可以使用的是電子顯微鏡，其解析度比一般光學顯微鏡高一千倍。不過，電子顯微鏡不是常規臨床實驗室中的常用工具，需要使用較昂貴的專門設備和專業人員。

縱使受了感染，樣本的細菌數量可能十分少。要用顯微鏡進行觀察，染了色的細菌也需要達到相當數量才行，培養細菌的工作因此應運而生。培養細菌需時，一些細菌只需一兩天或三數天，但其他例如結核菌等可能需要幾個星期甚至幾個月。實驗室先要收集包含相關微生物的樣本（例如體液），在特定培養基（culture medium）中進行培養，然後再通過染色程序鑑定微生物。不過，同一染色特徵其實只是反映一個細菌家族的標記，家族當中包含不同特性的細菌類型。金黃葡萄球菌是一個簡單例子。假設某病者皮膚出現感染，醫生在皮膚上取得樣本送到化驗室。細菌樣本經過培養後，細菌群在培養基呈現金黃色，以革蘭氏染色（Gram stain）後再在顯微鏡下呈現藍色（陽性），證實是革蘭氏陽性金黃葡萄球菌。對於分類較為繁複的細菌，微生物學家以細菌的培養特性和生化反應來進行鑑定。這些程序構成了細菌鑑定的基礎，為每一致病微生物創建特定的診斷標準。

以免疫學方法進行診斷

抗原抗體反應（antigen-antibody reaction）是免疫系統發揮功能的特徵現象。微生物是具抗原（antigen）的病原體，入侵人體後刺激免疫系統產生針對抗原的抗體（antibody）。同一現象可以應用於診斷微生物感染，特別是病毒感染。由於病毒體積太小往往難以直接觀察，可以透過檢測病毒抗體達至診斷感染的目的。不過，以檢測抗體作診斷手段存在兩個主要局限：首先，找到抗體並非必定能夠確定感染的時間。抗體檢測呈陽性的人並不意味著病者正在遭受病毒侵襲，痊癒後抗體可能繼續存在。另一方面，由於人體產生抗體需時，感染的初始階段總是存在空窗期。HIV（人類免疫缺乏病毒）是一個很好的例子：檢測到 HIV 抗體表示受到感染，但並不能確定感染何時發生。病者接觸了 HIV 感染源，有一個長達數週的空窗期，在此期間縱使受了感染，抗體檢測也不會呈陽性。更重要的是，抗體中「抗」字並不代表抵抗。有了 HIV 抗體只表示受了感染，而並非存在免疫現象。這和乙型肝炎病毒（HBV）感染情況不同，針對表面抗原的抗體（anti-HBs）若呈陽性，意味著對 HBV 已經免疫。

免疫檢測方法林林總總，最引人注目的是一個好像女孩子名字的 ELISA 方法（圖 1.3.2）。ELISA 是 enzyme-linked immunosorbent assay 的簡稱，中文譯作「酶聯免疫吸附法」。最普遍的 ELISA 做法是以塑膠孔盤作測試工具，針對所需檢測的抗原或抗體，在塑膠孔盤的每個孔中吸附特定的人造抗體。例如要檢測 B 型肝炎表面抗原（HBsAg）時，孔盤吸附的是針對 HBsAg 的人造抗體。當孔盤注入病者血清或其他樣本，病者的 HBsAg 會被人造抗體吸著，而下一個步驟就是以酵素（酶）的呈色反應顯示是否陽性（+）結果。ELISA 充分應用抗原抗體反應達至診斷目的，方法亦越來越多樣化。ELISA 是最普遍的免疫檢測方法，取代了數十年前以放射物質顯示檢測結果的 RIA（radioimmunoassay）。RIA 的發明者 Rosalyn Yalow 在 1977 年獲頒諾貝爾醫學獎，而 ELISA 是很多無名英雄的創作。

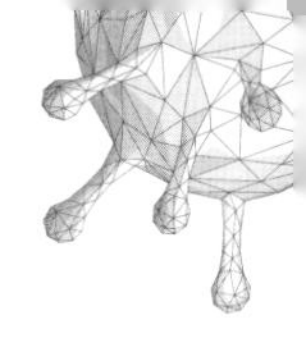

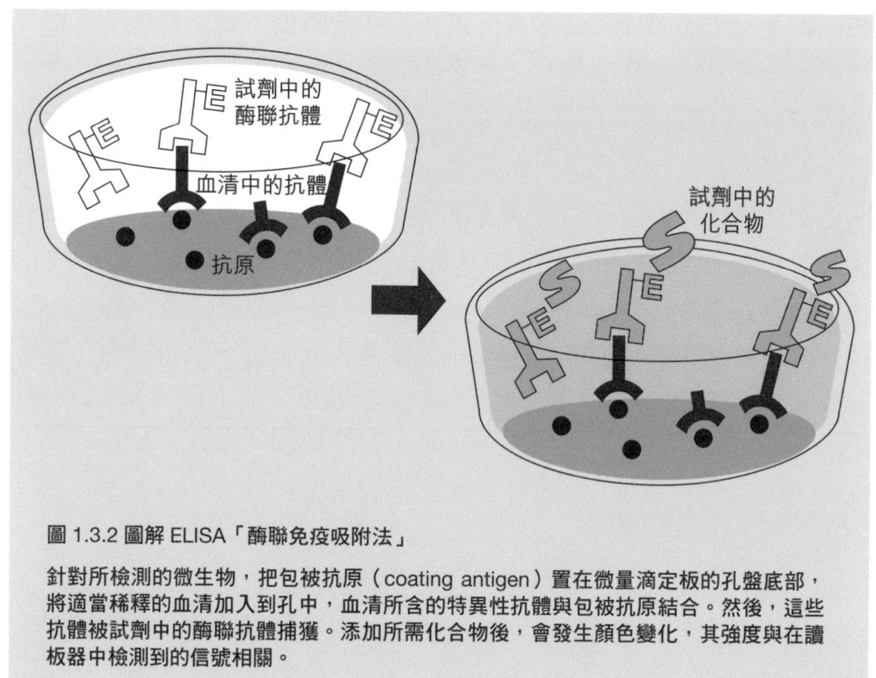

圖 1.3.2 圖解 ELISA「酶聯免疫吸附法」

針對所檢測的微生物，把包被抗原（coating antigen）置在微量滴定板的孔盤底部，將適當稀釋的血清加入到孔中，血清所含的特異性抗體與包被抗原結合。然後，這些抗體被試劑中的酶聯抗體捕獲。添加所需化合物後，會發生顏色變化，其強度與在讀板器中檢測到的信號相關。

針對基因的分子診斷

微生物的基因物質是 DNA 或 RNA 等核酸（nucleic acid），如果從病者身上獲取的樣本中檢測到這些分子，可以用作診斷感染的證據。這個檢測方法又被稱為分子診斷。核醣核酸是樣本中存在的少量細小物質，檢測該分子通常需要一個擴增步驟：聚合酶鏈反應（polymerase chain reaction, PCR）。PCR 是一個劃時代的生物科學技術，徹底改變了分子生物學的進程（圖 1.3.3）。簡而言之，PCR 過程包含使用不同的酶，在不同步驟以加熱和冷卻循環，以微生物的核酸本身用作重複複製的模板。這導致了連鎖的「鏈」反應，產生了成千上萬個原始核酸的拷貝。這個聰明程序的設計者是美國生化學家 Kary Banks Mullis（1944–2019），他因此獲得 1993 年的諾貝爾化學獎。在檢測微生物基因時，所需要的是一小段特定的核酸作引物，基因的成功擴增是微生物存在的證據。PCR 已經廣泛應用於各種傳染病的臨床診斷，2020 年肆虐的新冠病毒 SARS-CoV-2，檢測其 RNA 的標準方法正是 PCR。媒體報道的 Ct 值（cycle threshold）是指 PCR 過程的擴增循環數，數值越高表示需要很多個循環才顯示信號，即是病毒濃度越低。

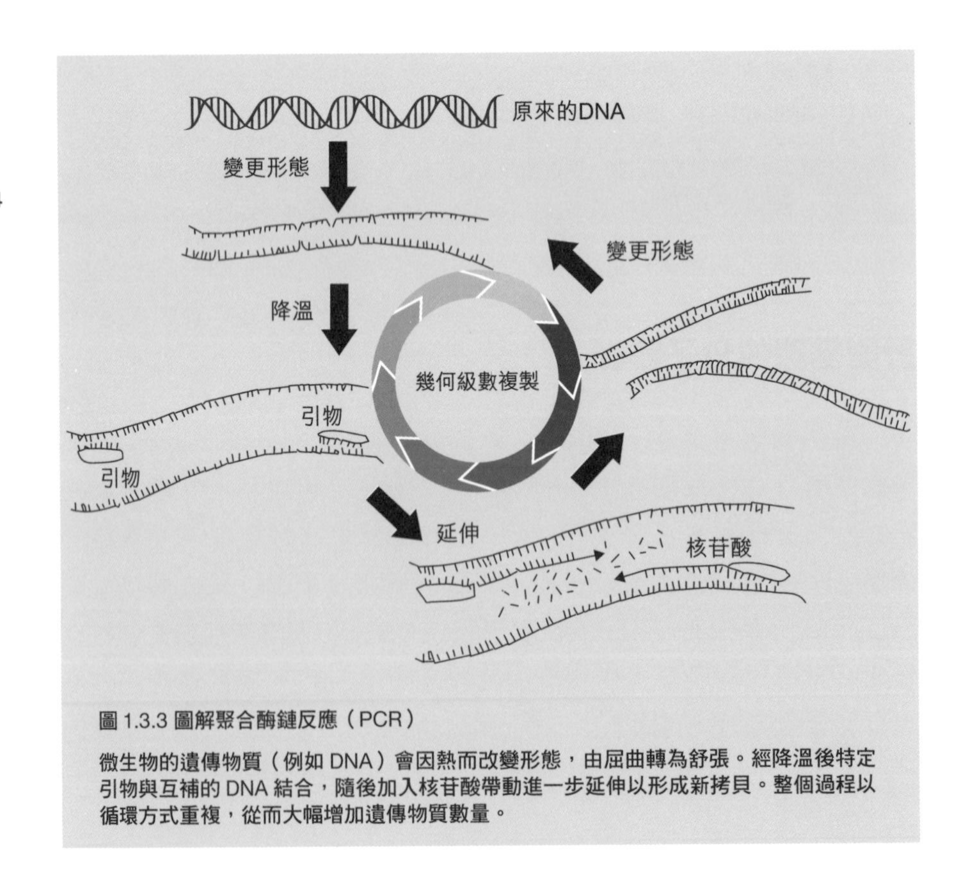

圖 1.3.3 圖解聚合酶鏈反應（PCR）

微生物的遺傳物質（例如 DNA）會因熱而改變形態，由屈曲轉為舒張。經降溫後特定引物與互補的 DNA 結合，隨後加入核苷酸帶動進一步延伸以形成新拷貝。整個過程以循環方式重複，從而大幅增加遺傳物質數量。

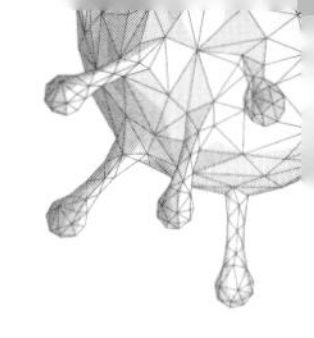

臨床診斷還是公共衛生診斷？

傳染病或微生物感染的診斷，目標如非臨床應用，便是公共衛生需要。這是兩個性質不同但有重疊性的醫學判斷。

「臨床診斷」是病者求醫時由醫生所進行的程序，通常是針對疾病而不是感染。例如某病人出現發燒和咳嗽，醫生聽診懷疑肺部受感染。這情況下的臨床診斷是肺炎。要知道肺炎的成因，病人需要提供適當的生物樣本，讓實驗室進行微生物檢測、免疫檢測，甚至 PCR 程序，以確定病者身上有沒有某某微生物。這個過程需要配合醫生的臨床判斷。再以肺炎為例子：如果病者的徵狀類近細菌性肺炎，而生物樣本含肺炎鏈球菌，再排除其他細菌病毒的可能性，醫生便會作「肺炎鏈球菌肺炎」的綜合診斷。重要的是，進行臨床診斷的目的是支援治療，讓醫生可以處方適合的抗生素幫助病者恢復健康。抗生素並非單一藥物，其功能包括直接殺死細菌或只是控制繁殖，因此服藥療程亦有差異。

「公共衛生診斷」是建基於臨床診斷的另一個程序，意味著為社區或人群而並非個人把脈。同是肺炎鏈球菌肺炎，如果發生的是零星和沒關連的個案，一般無須再為社區進行公共衛生診斷。但是當傳染病出現不尋常的傳播方式，公共衛生部門要馬上作出針對社區的診斷。最常見的是個案數目增幅異常、某些社群感染率偏高、社區出現聚集性爆發等。進行公共衛生診斷的目標並非恢復個人健康，而是減少社區的患病人數和促進社區健康。對於流感病毒和肺炎鏈球菌等感染，公共衛生診斷是用來推動疫苗接種運動。新冠病毒引起疫情（epidemic）蔓延，本身是一個地區性的公共衛生診斷，促使政府推行家居隔離和社交距離政策。在國際層面，新冠病毒感染的公共衛生診斷是世界衛生組織的職責。2020 年 1 月世衛宣布疫情為「國際關注的突發公共衛生事件」（Public Health Emergency of International Concern, PHEIC），到了 3 月提升為「大流行」（pandemic），反映了不同時間的疫症嚴重性。

無論是進行臨床診斷或是公共衛生診斷，都需要知悉傳染病的病原、特徵（臨床或社區），還有診斷標準等。何謂診斷標準？專業組織（例如世界衛生組織和美國疾病控制與預防中心）因應科學根據制定標準，當中包含臨床情況、採樣方法和實驗室結果陽性定義等，增加傳染病診斷的可靠性。對於一些醫學界熟悉的細菌病毒，診斷並非難事，但需要設施和專業判斷的配合。如果是從沒出現過的新興感染（emerging infection），對任何社會都是極大的挑戰。由於新感染的知識需要時間累積，疫症初期連診斷方法和標準都欠奉，臨床診斷的定義自然是一個難題。1981 年發現愛滋病的初期，沒有人知道病原是一種新的病毒。當時的臨床診斷，只能憑藉醫生對一些徵狀的掌握。病名 AIDS 形容病症並非與生俱來，而是一個後天（acquired）疾病，其病徵因缺乏（deficiency）免疫力（immunity）引起。最後一個字母 S 是症候羣（syndrome），又稱綜合症，表示病人出現多種相關的徵狀。使用「syndrome」一字命名，多少反映醫學界當時的無奈，只知病者有某些徵狀，不太理解其病原和病理。一年後法國專家 Luc Montagnier 和他的研究團隊才發現 HIV 病毒，從此改寫了愛滋病的歷史。他和 Françoise Barré-Sinoussi 因此在 2008 年獲頒諾貝爾醫學獎。

翻譯自 *Public Health Infectious Disease* 2012

流行病學學什麼？

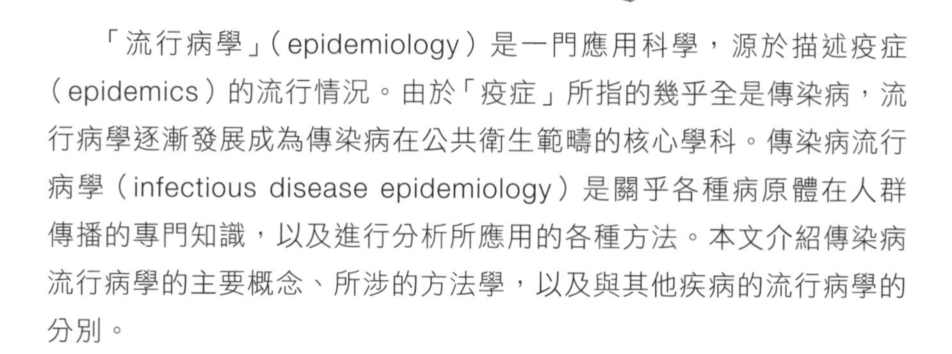

「流行病學」（epidemiology）是一門應用科學，源於描述疫症（epidemics）的流行情況。由於「疫症」所指的幾乎全是傳染病，流行病學逐漸發展成為傳染病在公共衛生範疇的核心學科。傳染病流行病學（infectious disease epidemiology）是關乎各種病原體在人群傳播的專門知識，以及進行分析所應用的各種方法。本文介紹傳染病流行病學的主要概念、所涉的方法學，以及與其他疾病的流行病學的分別。

在公共衛生範疇，流行病學所涉獵的是人群當中某疾病的情況或健康狀況，及其決定因素的研究。相對於臨床科學（clinical science）的「個人」概念，流行病學側重於「人口」（population）角度。對於疾病的發現及處理，臨床醫生著眼於患者的病因和病理，而流行病學家則會鑽研同一疾病在人群中的分佈以及社會流行的決定因素。流行病學通常分為描述性流行病學（descriptive epidemiology）和分析性流行病學（analytic epidemiology），「描述性」及「分析性」是流行病學的關鍵組成部分。流行病學研究需要收集和顯示的數據不僅與人有關，而且與時間和地點相連。分析性流行病學所應用的方法十分多樣化，而描述性流行病學則常常被忽略，但事實上兩者缺一不可。

傳染病流行病學的獨特性

傳染病流行病學與其他流行病學之間的基本區別，在於前者所涉及的是兩個或以上的生命體。癌症也是備受關注的公共衛生課題，而癌症流行病學所針對的一般僅是患上癌症的人。傳染病流行病學所關乎的則不僅是受到感染的人，還有致病的微生物，以至經常充當媒介（vector）的蚊蟲。傳染病流行病學的其他特徵是人類宿主與病原體之間的互動關係，以及不同情境的干預後果。

由於第二（或第三、第四……）生命體的存在，並且牽涉病原體由一個生命體走進另一生命體，傳染病流行病學往往會聚焦於傳播（transmission）現象。病原體具不同的傳播能力（transmissibility），其程度因人類群體特徵而有差異。病原體通過特定的途徑傳播，也就是微生物從一個宿主遷移到另一個宿主的入口。傳染病的常見傳播途徑有：口糞（orofaecal）、呼吸（respiratory）、母嬰（maternal-foetal）、血源（blood-borne）、媒介（vector）接觸等。腸胃外傳播（parenteral transmission）是醫學上常用詞，其定義為在消化道外發生的傳播，包括醫療注射程序和輸血等。無論一個人與另一個人有多親密，如果沒有所需的傳播途徑，微生物的傳播就不會發生。傳播能力也就是微生物通過特定傳播途徑從一個人遷移到另一個人的能力，這是流行病學中「風險因素」概念的一部分，其原理適用於其他疾病或健康狀況。

整體來說，病原體的傳播動力令傳染病流行病學具備若干特徵，和一般非傳染病不同：

一、免疫現象是重要特徵之一。儘管存在傳播途徑，一個人接觸了病原體也可以因對其免疫而不導致感染。免疫的原因可能是接觸過微生物而產生自然免疫，又或已經透過接種疫苗獲得人工免疫。

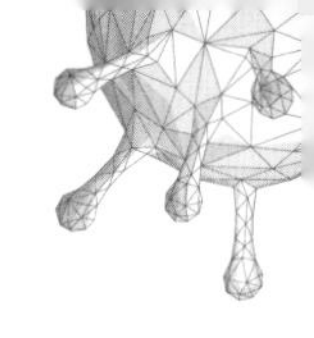

二、傳染病發生過程往往是階段性的，一般分為三個階段——接觸、感染和疾病。

三、感染者可能沒有症狀，不一定容易被識別。理論上只要所需傳播途徑依然存在，沒有症狀的感染者仍然可以將微生物傳播給接觸者。新冠病毒是最令人擔憂的例子。

四、感染者既是受影響個案又是傳播源。在某些情況下，感染者接受有效治療，可以降低傳播能力。性病是重要例子，病者接受有效治療後便不會再傳播給其他人。

傳染病的基本量度方法

在傳染病流行病學領域，經常出現一些用以描述某傳染病情況的術語，慣用的有發病率（incidence）、患病率（prevalence）、潛伏期（incubation period 或 latency, latent period）、罹患率（attack rate）。比較專業的術語往往是由簡單用詞經過整合而成，最常用的是基本生殖數（basic reproduction number）。再宏觀一點的，還有將傳染病劃分為流行病（epidemic）和風土病（endemic）兩個廣泛概念。

發病率和患病率是量度傳染病最常用的數值，兩者都包含了時間概念（圖 1.4.1）。

一、發病率與患病率

由於一些感染不一定發病，發病率的比較正確翻譯是發生率，是指一定時期內特定人群新發生某感染或傳染病的比率，一般以百分比（也可以是千分比甚至萬分比）計算。例如某年某城市一百萬人口出現一千個愛滋病病毒感染個案，發生率是一百萬分之一千，即

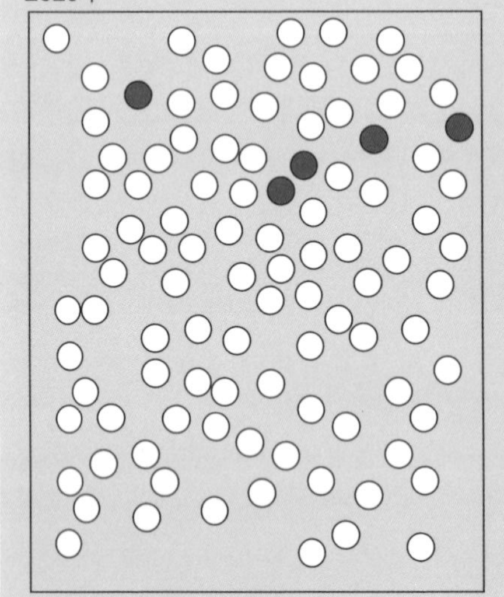

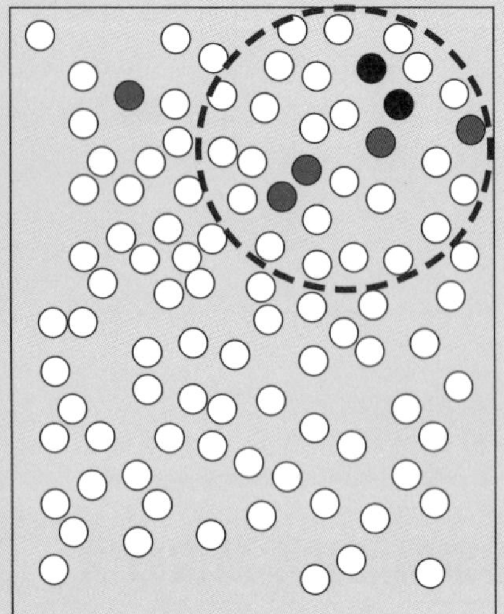

圖 1.4.1 發病率和患病率

假設2020年某城市的全市人口為一百人（一個圓點球代表一人），當中五人（灰色球）感染了某病毒，該年某病毒的患病率是 5 / 100 = 5%。到了 2021 年，發生了兩個新感染（黑色圓點），發病率是 2 / 100 = 2%，而患病率就升上至（5 + 2）/ 100 = 7%。假如虛線圈內的三十人被視為高危人士，則高危人士的患病率是 6 / 30 = 20%，發病率是 2 / 30 = 6.7%。

0.1%。以總人口作分母的發生率又稱粗發生率（或粗發病率 crude incidence rate），按年齡調整後顯示的便是年齡調整發生率（age-adjusted incidence rate）。要注意的是發生率只針對新感染者，沒有包含已感染人數。假使同一城市原本有五千個感染者，該年的總患病人數是五千加一千（等於六千），而患病率為一百萬分之六千，即是 0.6%。發生率和患病率是兩個不同概念，數值差距可以很大。發病密度（incidence density）是指人口中每人次的新病例數，以「人時間」為單位。假如某一百萬人城市在一年內出現五百宗新感染愛滋病病毒人士，發病密度是每一千人 - 年（1000 person-year）有 0.5

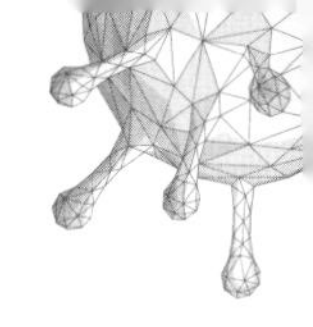

個案。患病率（又稱盛行率）是一個不同的概念，指的是在特定時間點患病的總人數所佔比率。如果要顯示某一段時間內的情況，所用的數值則為期間患病率。

二、罹患率

罹患率又稱發作率，指人群在流行病爆發的一段時間內的累積發病率。罹患率的測算時間一般是由疫病爆發開始至結束，用以評估非免疫人群接觸某病原體後的傳播程度。假如一個十萬人的城市爆發新冠肺炎疫情，由於這是新興傳染病，所有市民沒有免疫力而假設所有人的傳染危機一樣，一年後共計五千人感染，罹患率是十萬分之五千，即 5%。當疫症發生後，比較常見的是以罹患率點算某些群組在原發病例出現後的繼發傳播情況，因此又稱為繼發發作率（secondary attack rate）。新冠肺炎病毒的傳染性很高，一個家庭某成員受到感染，同住家人的繼發發作率可以高達 100%。

三、死亡率

流行病學研究亦包含對死亡率的分析。一個國家或城市的粗死亡率（crude death rate）是指某時段不論原因死亡人數佔總人口比例，而針對某特別傳染病的死亡率，則是指患病人當中的死亡比例。要理解這些數值的意義，必須先知道當中疾病的定義。以沙士（SARS）約為例，這是一種不常見的傳染病，全球發病的有八千四百二十二例，而病死的有九百一十六人，病死率（case fatality rate）約為 11%。要計算準確的病死率，往往需要疫症過後才能作出有效統計。2020 年新冠病毒疫症初期，不同的學者計算出差別很大的病死率，原因是追蹤時間不一和定義有差異所致（圖 1.4.2）。

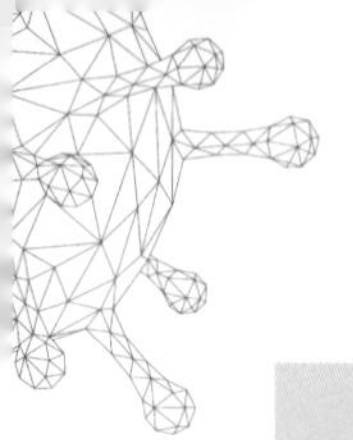

(a) 疫情剛開始

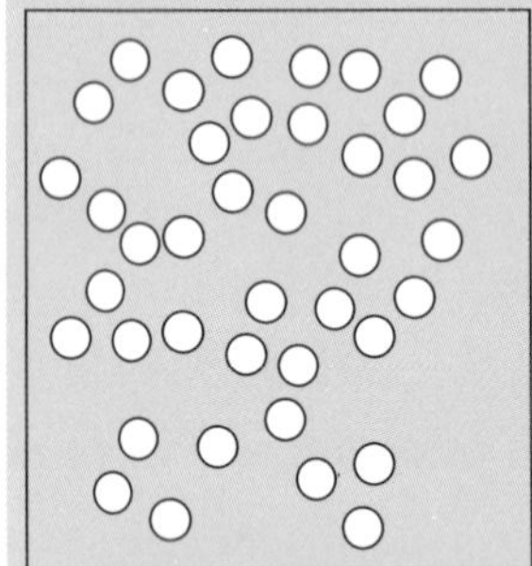

(b) 一個月後

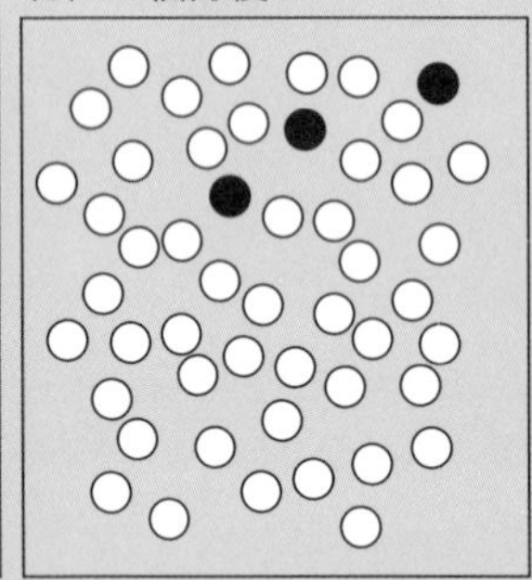

(c) 疫情結束

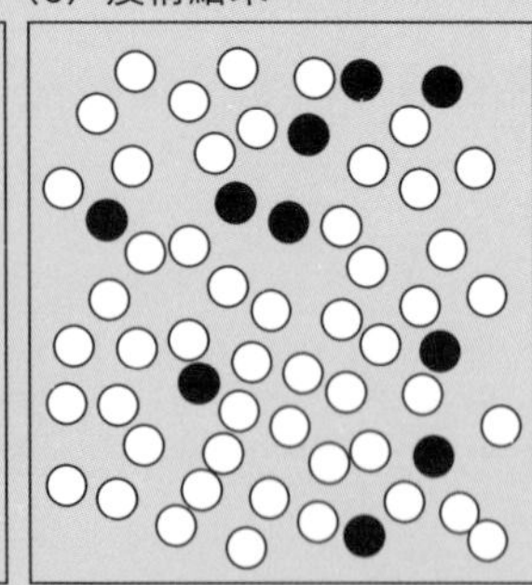

圖 1.4.2 病死率計算

(a) 疫症初期有四十人受感染，沒有人因病而死，病死率是 0%；
(b) 過了一個月多了十人感染，三人因病死亡，病死率是 3 / 50 = 6%；
(c) 疫症完結，一共六十人受感染，十人死亡，病死率 10 / 60 = 17%。

四、潛伏期

潛伏期（incubation period）是一個臨床概念，是指接觸病原體至出現疾病徵狀之間的時間，因此通常用於描述發病而不是感染。某些食物中毒的潛伏期可能短至幾個小時，而愛滋病由感染至發病則可能長達數年。傳染病的 latency period 翻譯也同是潛伏期，有時或與 incubation period 相混淆。Latency period 所指的，是由感染至具傳染性的一段時間。

五、基本生殖數

基本生殖數（或基本生殖率、基本再生數／率）的代號是 R_0，表示易感人群中一個感染者在傳染期傳播病原體所產生新感染的平均人數。通常用的公式是 $R_0 = \beta \times k \times D$，其中 β 是與感染者每次接觸的傳播機率，可以從罹患率推斷；k 是與感染者每時間單位的接觸

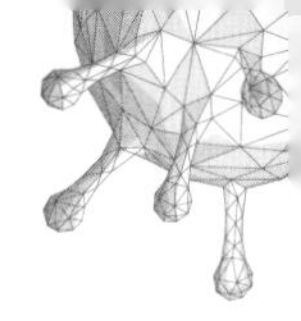

的次數；D 即感染者持續保持傳染性的時間。這些數值都需要透過數學模型進行估算，並非簡單的加減乘除，更沒有統一方程式。根據定義，如果 $R_0 > 1$，有可能發生越來越多的感染。如果 $R_0 <1$，則每一代感染都會產生較少數量的新感染，故此疫症很快就會消失。當 $R_0=1$ 時，每一代感染產生大約相同數量的新感染。例如，痲疹的 R_0 值為 18 至 20，反映了感染在易感人群中傳播的可能性很高。在疫症防控工作中，R_0 通常被認定是極有用的概念，但並非一個精確的指標。在分析傳染病流行情況時，必須注意如何解讀數值，及因應情況比較這些數值。

六、傳染病術語

儘管疫症和疫情（epidemic）已是普遍使用的傳染病術語，但它們只是反映了概念，而不代表專業定義。如果人口中某傳染病的病例數超出預期，可以表明疫症已經流行。顯然，實際病例數不是確定疫症發生與否的重要標準，而只是反映其相對重要性，需要再根據地理、時間和人口情況來描述。大流行（pandemic）是指疫症全球流行，世界衛生組織往往需要以各地社會情況作考量，才會宣布大流行的發生。另一方面，當某傳染病已在人群中普遍存在，縱使沒有引入新感染也維持原來情況，一般稱風土病（endemic）。高流行性（hyperendemic）現象是指某傳染病不斷出現高發病率和／或患病率情況，並同時影響所有年齡層。以基本生殖數概念分析，傳染病成為風土病時 $R_0=1$，而當疫症發生時 $R_0 > 1$。

研究傳染病的角度和方法

傳染病流行病學是一門跨領域的學科，研究者透過一個或多個方法和角度去分析傳染病的流行情況。生物統計學、空間流行病學、地理信息系統、時間序列分析、社交網絡分析和分子流行病學都是包含在傳染病流行病學的大框架內。

一、生物統計學

生物統計學（biostatistics）為流行病學研究提供了重要工具。由於兩個學科經常走在一起，流行病學和生物統計學往往被學術機構視為同一門學問。需要注意的是，生物統計學一般應用於描述或分析某某流行病學課題，但只是其中一種方法而非方法的全部。流行病學涵蓋了研究人群疾病的多種觀點角度，而傳染病流行病學的生物統計學研究通常只用於死亡率和發病率等各種數值的分析。像其他疾病的流行病學研究一樣，傳染病流行病學著眼於感染的風險以及干預措施的有效性。近年來，流行病學的其他觀點引起了流行病學家在進行傳染病研究時的關注，這涉及尋找適當的方法來結合地理、社會網絡、時間序列和分子流行病學等角度。傳染病流行病學的研究觀點經常跨越學科，需要多種方法的組合來了解傳染病的動態。

二、空間流行病學與地理信息系統

空間流行病學（spatial epidemiology）以地理為流行病學研究的重點，用以識別和解釋人與環境之間的聯繫。醫學地理學（medical geography）、人文地理學（human geography）和空間流行病學之間有相當多的重疊，也引證了地理在流行病學的邏輯性地位。繪製地圖是空間流行病學的核心部分。1854 年約翰斯諾醫生（John Snow）描述倫敦霍亂疫情中病例的空間群聚現象，被譽為現代流行病學之父，又是 GIS 之父。隨著地理信息系統（geographic information system, GIS）的發展，為傳染病製圖的技術和科學有了長足的發展。隨著傳染病數據和空間數據可用性的提高，創建關係數據庫促進了流行病學的空間分析。空間流行病學特別重視環境對疾病

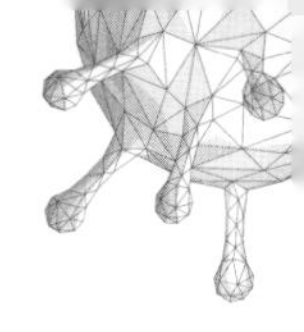

分佈的影響，而環境可以是物理環境或社會環境。總體而言，空間流行病學有三個核心部分，分別是製圖、基本分析和透過建立模型的深入研究。

三、時間序列分析與社交網絡分析

除了地理因素，時間是探索流行病學中時空關聯的另一個視角。時間序列分析（time series analysis）本身是一種用於研究傳染病流行動態的方法，普遍應用於探討環境因素對傳染病傳播的影響。另一方面，人與人之間的聯繫是傳染病傳播的另一個重要決定因素。在這方面，社交網絡分析（social network analysis，簡稱 SNA）是探索傳染病的方法。一般而言，一個人在社交網絡的位置，影響了某些致病的微生物的傳播機率。性病和愛滋病病毒感染的擴散，和感染者的社交網絡有莫大關係。隨著電腦系統和資訊科技的發展，促進了新的 GIS 和 SNA 軟件的持續開發，增強了包含時空環境的流行病學研究。

四、分子流行病學

分子流行病學是針對分析生物基因特性的傳染病傳播研究，應用方法包括各種基因測序方法和生物信息學分析。分子流行病學研究一般包含幾個範圍。最基礎的，是以分子方法為微生物分成不同的基因型，例如病毒（流感、HIV 等）的亞型，以評估其分佈情況。方法有點像指紋識別，可以了解微生物來自何處和怎樣散播。由於微生物的基因會隨時間演變，系統發育分析（phylogenetic analysis）可以透過鑑定基因的相關性，進一步了解其傳播動態。基因分析亦可以深入探討微生物的突變情況，有助確定感染源頭和破解發生過程。

翻譯自 *Public Health Infectious Disease* 2012

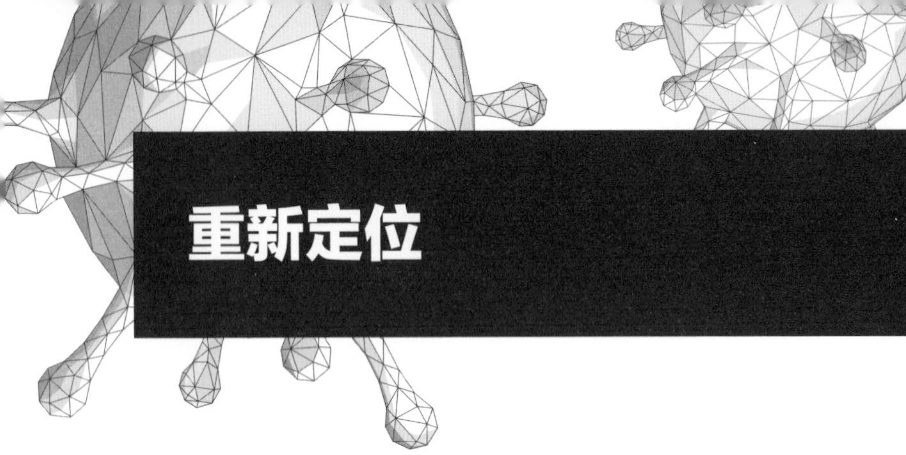

重新定位

從倫敦的霍亂疫症說起

十九世紀英國倫敦是人口密集的城市，由於衞生環境欠佳，經常有霍亂疫症發生。今天我們知道霍亂源自霍亂菌，但是當年一般人只知道這是嚴重肚瀉，並歸咎「瘴氣」(miasma)，尚沒有什麼傳染病的概念。1854 年倫敦蘇豪區發生了嚴重霍亂疫症，出生於 1813 年的約翰斯諾醫生（John Snow）走訪當地居民，發現很多人曾經在附近街道 Broad Street 的井水泵取水。經過細心分析，他認為疫症是由於飲用沾污了霍亂病人排泄物的水所致。套以現代公共衞生理論，他不就是進行了我們今天所稱的流行病學研究？性質和追蹤沙士源頭，或者研究流感擴散趨勢差不多，分別在於當年連流行病學(epidemiology)這個名詞還未面世！

當年的霍亂疫症導致百多人死亡。John Snow 發現附近一間釀酒廠幾百個員工沒有人受影響，相信是因為該廠設有獨立水源，員工無需到 Broad Street 的井水泵取水。他用簡單統計數字證明霍亂病者和水泵有莫大關係，是今天流行病學專家的常規探討程序。更重要的是他繪畫了地圖，表達霍亂個案和水泵空間距離的關係。他所繪製的霍亂地圖，至今仍然是流行病學的參考材料（圖 1.5.1）。流行病學是探索疾病的人物、時間、地點三者關係的專門學問，而地理則是以點、線、面三個元素研究事物的分佈。當年 John Snow 的探討霍亂過程，不覺地跨越了兩個學科。

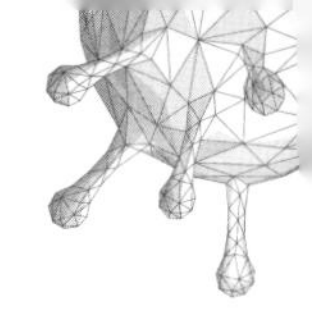

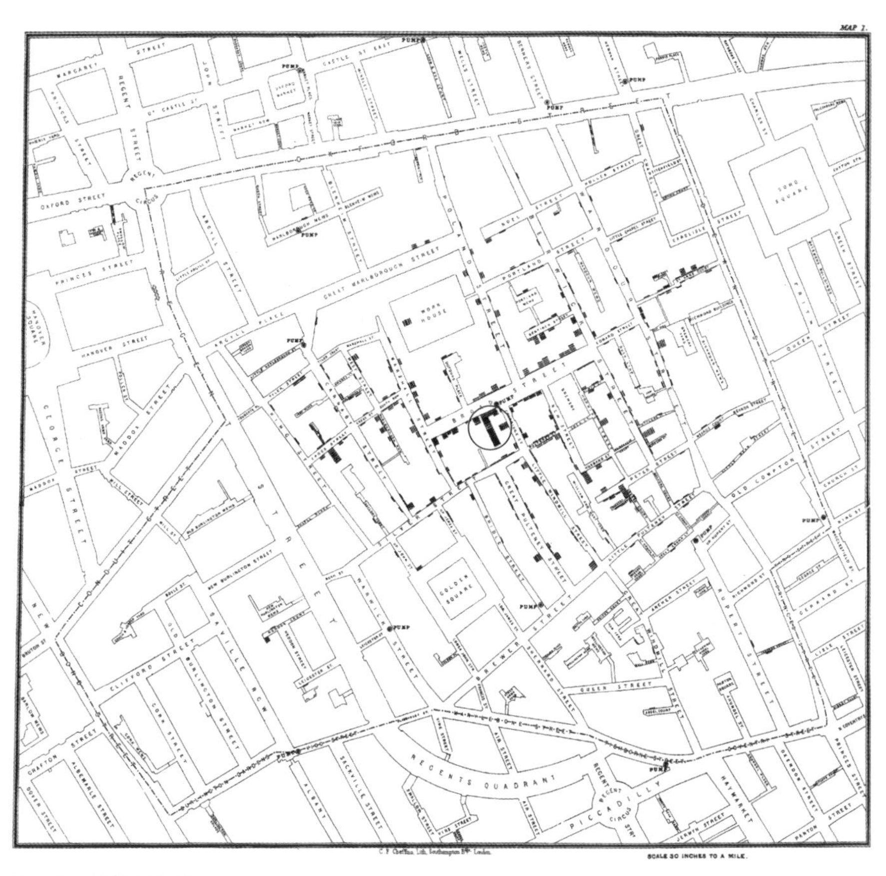

圖 1.5.1 倫敦霍亂地圖

約翰斯諾醫生（John Snow）原繪製的倫敦霍亂地圖（圖片來源："Snow-cholera-map-1" by John Snow is released into public domain）

黑條顯示人們感染霍亂的地方。圓圈顯示水泵位置，當地方議會從水泵上取下了把手，霍亂的傳播停止了。

這場十九世紀的霍亂疫症終於在停止使用井水泵後不久受到控制。有歷史學家認為霍亂最終受到控制和 John Snow 的關係不大，但是無可否認，整件事情突顯了以科學態度處理公共衛生問題的重要性。他當年以地理角度分析傳染病，被譽為地理信息系統（geographic information system, GIS）之父。有趣的是，John Snow 在醫學界早已被尊稱為流行病學之父，同一個人被認定是兩個學科的鼻祖，有點不可思議。

舊時代的新思維

今天沒有人會懷疑霍亂的成因，但是在一百多年前 John Snow 的見解卻是匪夷所思！提出霍亂是經人傳人的疾病，又可能與水源有關，這兩點都是與當年的觀念背道而馳。在細菌還未被發現的年代，「瘴氣」（miasma）是多種惡疾的根源，與 John Snow 論調唯一共通的是兩者都是環境衛生太差的後遺症。當時社會相信「瘴氣」充斥會令到人民患惡疾（包括霍亂），而非透過什麼微生物由一個人傳給另一個人。然而，醫學研究不都是源自大膽假設、憑藉細心觀察而開展？這說法十分漂亮，但現實世界往往不容易接受新思維。今天很多科研其實都是建基於現有理論，天馬行空的假設或以另類思維探索反為並不常見。雖說科研基金鼓勵以新思維和新方法追尋學問，但實際考慮支持創新研究時，他們反為顧慮多多，害怕項目難以達標而拒絕撥款！

John Snow 不只是一個流行病學家，還是一個醫學通才。他既是一個為病人斷症處方的執業大夫，又是一個醫學研究者，並憑著細心觀察分析，在《刺針》（*The Lancet*）發表過不少文章。他對倫敦霍亂疫症的研究，比細菌理論（Germ theory）的發表早了四分一個世紀。今時今日《刺針》的影響指數（impact factor）極高，2019 年以超過六十分的成績排列在一百六十五份醫學內科期刊中的第二位，僅次於《新英格蘭醫學雜誌》（*New England Journal of Medicine*）。無論是十多年前的沙士或近期的新冠肺炎，醫學研究者還是爭取將研究結果在《刺針》發表，以求揚名立萬。從今時今日做

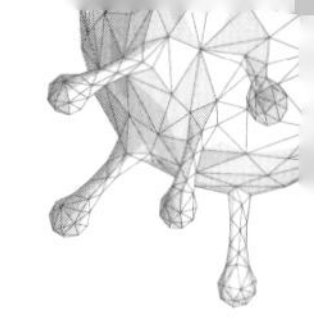

學問的角度看，可以推斷 John Snow 絕對是個成功的研究者！有趣的是，他同時是麻醉學專家，曾經在維多利亞女皇分娩時為她施行麻醉。當年的醫生接受學徒制培訓，並沒有窒礙創新思維。

為疾病繪地圖

John Snow 製作了經典的傳染病地圖，到今天仍然令人津津樂道。奇怪的是，百多年來地圖在追蹤傳染病方面其實不是一件普遍工具！儘管流行病學的慣用方案包含了「人」、「時」和「地」，後者的「地」往往被輕輕帶過。假如香港某月發現麻疹爆發，也不會有人提議製作麻疹地圖。過往一百多年，人類對細菌和其他微生物的認識多了，很容易便理解到傳播的趨勢，地圖用途相對不大。專家們在研究不明來歷疾病才會採用地圖幫助探索工作，在這方面最好的例子是新冠病毒、禽流感、沙士，及早期的愛滋病。由於對這些所謂新興傳染病（emerging infection）了解不多，反為會用非常規方法去支援研究。

電腦的應用，改變了人類生活規律和世界秩序。現代的地理學是一門和資訊科技兼融的學問，而 GIS 更是地理學發展所衍生的應用科學。今天我們有的不只是一紙地圖，而是高解析度的數碼地圖。透過全球定位系統（GPS），地理學家可以為每一屋一樹訂定準確方位，更可以將不同的人口資料、環境數據、社會經濟民生指標覆疊在同一數碼地圖上，進行數之不盡的分析研究；這些發展為流行病學帶來新啟示。從此地理學中有醫學課題，醫學中又有地理課題，開創了你中有我、我中有你的新科學境界。

GIS 可以怎樣為傳染病研究增值？過往流行病學者憑經驗和直覺去判斷一個疫病的趨勢，最重要的科學支援是生物統計學，有些學院派索性將流行病學和生物統計學視為等同。統計學的最大局限是假設了某現象是隨機分佈的，在某些範疇上這是無可厚非，但對傳染病研究就顯然十分不足。傳染病的傳播講求的是個別微生物的傳播途徑和不同特徵人群的互動關係，而某某傳染病會否爆發，往往並不與它在人群當中的比率掛鉤，而是跟它的時空分佈有莫大關連！新的 GIS 科技為從事傳染病研究的學者提供了新的工具，包括了新的關連式（relational）數據處理系統、準確的空間分佈分析、量化群組（cluster）現象等。而最重要的，莫過於為種種傳染病重新繪製數碼地圖，讓流行病專家可以從新的角度檢視傳染病趨勢。

還只是一個開始

醫學和地理學的共融建立了新的學術範圍，突顯了跨界別研究的重要性，但這並不表示前途一片光明。相對 John Snow 年代的環境，今天學者專家所面對的困難可能更是過之而無不及。百多年前很多學科剛剛誕生，各方面的探索並不太過專門。到了今天，像 John Snow 一樣同時鑽研疾病分佈、看病人、施行麻醉的醫生不太可能出現。在極專門的科學制度下，每一門學問也變成獨特的行業。在甲學科領域裡工作的人願意探頭到另一學科找靈感的人必然很少，一般更是流於表面，形成「說話人多，做事人少」的現象。GIS 其實不是新生事物，但在公共衛生應用上的發展，似乎只是剛剛開始。

隨著手機應用程式快速發展，千禧年後 GIS 的應用越趨普遍。以往需要購買地圖軟件才能分析地理位置，今天已變成手機內置的工具。年來沙士、流感、登革熱等疫症的爆發，也加速了使用手機上的互動地圖進行流行病學追蹤。2020 年新冠病毒急速擴散，不少研究團隊和國際機構迅速建立網上儀表板（dashboard），顯示各地新冠疫情（COVID-19）的最新數據和統計信息。專用手機程式（app）

亦開始出現，通過藍牙技術收集鄰近數據，藉此追蹤可能有關連的傳染病個案。新加坡在年初開發了特定的新冠肺炎病毒感染追蹤程式 TraceTogether（https://www.tracetogether.gov.sg），半年之間有超過二百多萬國民下載。程式利用手機之間的藍牙信號來估算兩個用戶相遇的地點和持續時間。當用戶檢測出感染呈陽性後，新加坡衛生部門會確定他過去十四天的活動並請求聯繫數據日誌。香港政府後來也推出「安心出行」手機程式（https://www.leavehomesafe.gov.hk），鼓勵社交場所設置特定二維碼（QR code），每當顧客進入某場所時，透過掃描場所展示的二維碼為行蹤定位。不過，由於這些流動程式和二維碼的安裝都是自願性質，覆蓋率不可能很高，亦有市民擔心影響私隱而不進行定位。因此，以手機程式幫助追蹤傳染病，從技術層面看是可行的，但其發展仍只是剛起步罷了。

原文載《醫藥人》，2007 年 7 月

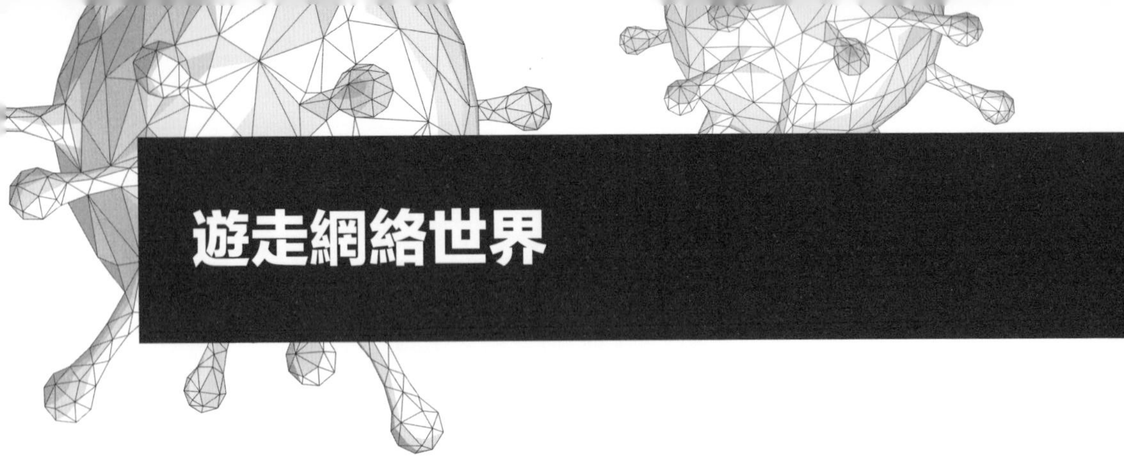

遊走網絡世界

怎樣看待統計數字

在事事追求實證的科學世界，統計數字成為不可或缺的元素，醫學研究也不例外。每逢週末週日，各大小組織和專上學府紛紛召開記者招待會，宣布什麼什麼上升了幾個百分點、這樣那樣越來越嚴重。當市民大眾長期浸淫在一堆一堆的數據，久而久之便以單一的數學邏輯去對待所有社會現象，包括你我的健康，也包括林林總總的傳染病。這種想法有何不妥？我們忘記了一般統計的基礎是假設了科學數據是隨機分佈的，這包括了市民的健康狀況。傳染病又如何？以流感為例，由於感染率高，且經空氣（其實是飛沫）擴散，假設某百分比的人受了感染，他們碰上的人，無論認識與否，其傳播機率都可算是隨機的。不少傳染病專家以數學模型（mathematical modelling）推斷流感的傳播情況，正因為流感發生的隨機特徵十分明顯。2020 年全球爆發新冠病毒疫情，由於傳染性好比流感，也造就不少數據分析。

不要以為所有傳染病都與流感和新冠病毒相若，其實這些病毒的隨機分佈現象是例外而非常規。愛滋病病毒經由性行為傳播，每個受感染者必然曾經和他的伴侶有過親密的關係，縱使互不認識，也不可能是無意識的隨機碰巧。像愛滋病一般的傳染病，性傳播是主要途徑，在某程度上，人際關係是相互感染的起點兼動力。吸毒者之間也

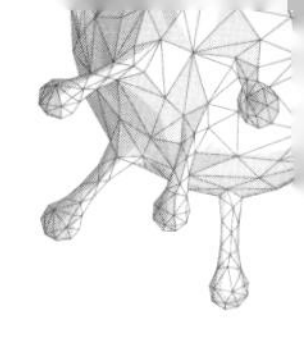

容易感染愛滋病病毒和丙型肝炎病毒（hepatitis C virus），他們共通的高危因素是共用針筒。這些病毒的傳播並非隨機，而是經過特別的人際網絡散發，不能根據一般數學方程式計算某地的感染率。

愛滋病和人際網絡

在不少國家城市，男同性戀者的愛滋病病毒感染率頗高。人際網絡跟男同性戀者的愛滋病病毒傳播有何關係？感染個案數據是實實在在的，感染率（受感染者數目除以該人群數目）的上升也是不爭的事實，只不過在分析原因的時候切忌想當然，要不然會影響應當構思的策略。既然男同性戀者的愛滋病病毒感染有所增加，這究竟是否必然地因該社群的人數增加或高危行為上升所致，或是由於其他原因？

首先我沒有理由相信男同性戀人數會忽然直線上升。性取向並非潮流，不是特殊技能，更不是傳染病，社會進步不可能帶來更多某種性取向的人。很多人見到男同性戀者愛滋病病毒感染人數增多，馬上聯想到他們性伴侶數目眾多，當中只要部分不用安全套，病毒自然擴散。現在的感染率上升，假如不歸咎男同性戀人數增加，又不是採取安全性行為人數減少，還有什麼原因？

從人類交往的角度看，我們不難理解男同性戀者網絡的存在，理念就和朋友網絡、社區網絡，甚至吸毒人士網絡沒有什麼分別。男同性戀者網絡有一個特點，是當中連繫了有性關係的伙伴。不能相信（而確實沒可能）所有男同性戀者都有眾多性伴，更不可能全部少用安全套！換句話説，男同性戀者網絡並非單一的一個行為一致的人際網絡，而是很多個不同特徵的網絡的總和，之間的關係親疏有別，不能用一條簡單數學方程式去推算。

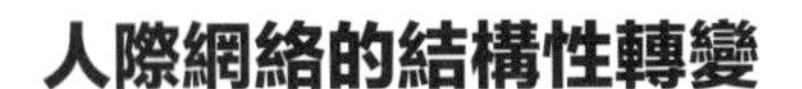

人際網絡的結構性轉變

男同性戀者並非單一群組。這個社群當中有若干高危網絡（暫且簡稱「高危網」），也就是成員多性伴、少用套的族群。以網絡原理解釋愛滋病病毒感染率上升，大抵有以下三個可能性：首先男同性戀社群人數不變，但是當中涉及高危網絡的人多了；第二，同樣的社群，同樣的高危網絡，但是行為的危險性增加了——性伴人數增加、不用安全套的情況等；第三，同樣的社群、同樣的高危網、同樣的行為危險性，但是網絡的結構改變了。自然地，三個可能性絕對可以共存，但以第三個可能性的影響至為深遠。

什麼是「網絡結構的改變」？假設全香港有一萬位男同性戀者（數字全屬虛構），這個數目應當不可能根據方程式逐年增加，假使其中涉及高危網的有三千人，他們散佈在不同地區，一些可能經常有性接觸。社會環境的變化並不一定會動搖三千這個數目，但是其中成員的分佈變化可以很大，例如當中的三百人可能因多次參與某性派對而變得關係密切，另外一百人由於幾個受愛滋病病毒感染者的加盟而變得危機重重，又有一千人因為經常光顧某桑拿而間接連繫起來。

蓋上眼睛圖像化地思考：全香港有一萬個狀似隨機散佈的小點，當中三千點聚集成十多二十個較為密集又大小不一的圈子，代表了高危網內的男同性戀人群。假設這十多二十個小圈子突然受了某些影響，變成數量較少（例如少於十個）但更密集的圈子：每個圈子的點子多了，但加起來仍舊是三千點，而背後的一萬點更是完全一樣。將每一點變回一個男同性戀者，這個結構性的改變帶來的是更密集的人際網絡關係，而非實際人數增加！因此，愛滋病病毒在高度密集的網絡內的傳播能力比較鬆散的網絡大大提高。

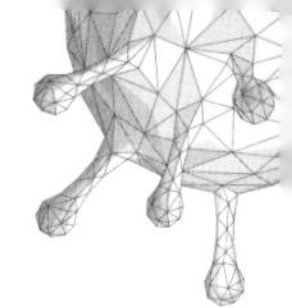

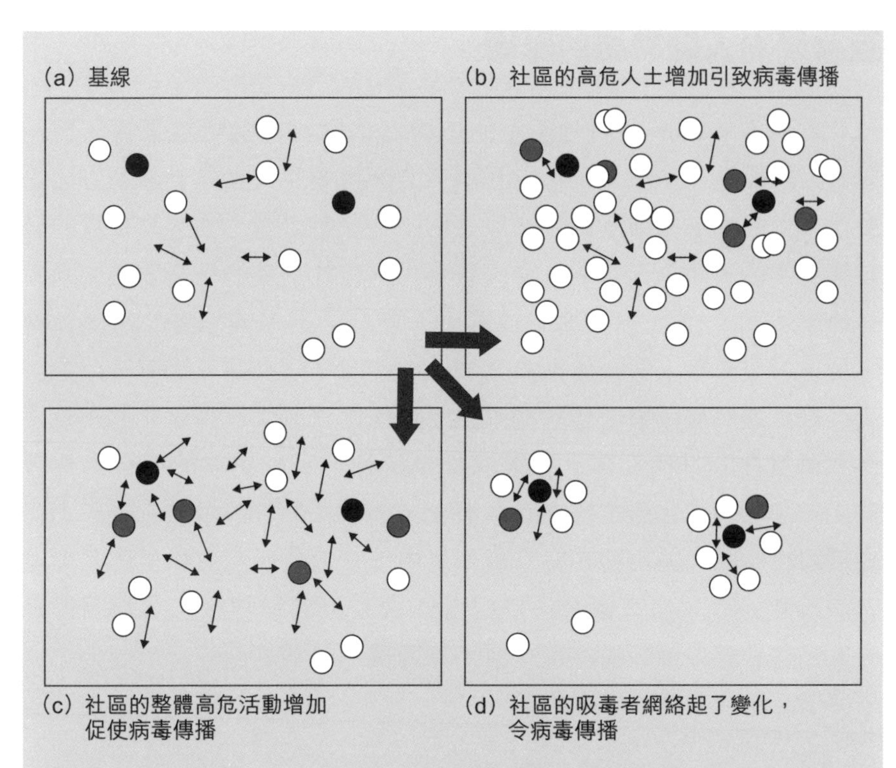

圖 1.6.1 愛滋病病毒在吸毒人群之間的傳播，和社區的人際網絡有莫大關連。

圖中的每一圓點代表一個吸毒者，黑色圓點已感染了愛滋病病毒，而灰色則是新感染者，雙頭箭是吸毒者之間的共用針筒高危活動：

(a) 在基線情況下有兩個感染者，由於他們沒有和社區中的其他吸毒者交往，故此未有傳播病毒；

(b) 社區中增添了新的吸毒者成員，他們和原先的感染者形成高危網絡，因共用針筒而成為新感染者；

(c) 社區的吸毒人數沒有增加，但整體高危活動增加，使病毒傳播給四個吸毒者；

(d) 社區的網絡起了變化，部分吸毒者和感染者形成網絡，產生新的感染。

互聯網對人際網絡的影響

男同性戀者高危網所產生的結構性改變，極有可能是源自另一個網絡的誕生。過去十多年，互聯網的應用為整個世界帶來多方面的衝擊，男同性戀者亦不例外。以往男同性戀者透過一些共同聚腳的地方尋找伴侶，而今天通過社交媒體和手機程式交友的已佔多數。兩者有什麼不同？傳統方式需要找適當而屬共同興趣的地方，時間也需配合，以致聚集人數一般不會太多，縱使有高危行為，也不一定會造成災難性的病毒散播。互聯網改變了這種結伴方式，尋覓伴侶十分方便，可以在喜好的程式上揀選有好感的性伴，相約見面並進行性行為。一些志同道合的索性在家中見面，連聚腳的費用也節省起來。互聯網同時促成一些集體活動，假使當中涉及性行為而其中包含了愛滋病病毒感染者，病毒擴散自然相對容易！網絡世界令到有相同喜好的人走在一起，這些喜好也包括了如濫藥的另類高危行為，間接增加性傳播細菌病毒的擴散危機。

互聯網改變了世界的同時，也改變了男同性戀者網絡的結構，以往鬆散的高危網變成密集的圈子。愛滋病病毒和電腦病毒通過網絡加速傳播，這並不代表如坊間所說的「男同志變得更濫交」，而是社群結構出現了變化。這現象亦非香港獨有，而是發生在幾乎所有國家及地區，跨國高危網的形成更是新的課題。從公共衛生角度看，設計新的策略在所難免。

此網絡・彼網絡

愛滋病病毒透過性行為在社交網絡傳播，是研究流行病學和網絡關係的好題材。事實上，網絡概念並非愛滋病或性病專有，只是不同

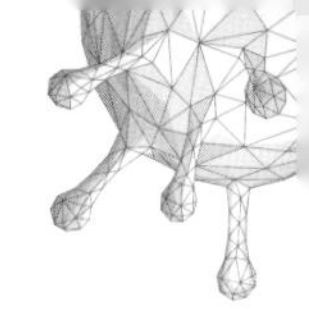

的傳染病所涉的網絡並不一樣罷了。流感和新冠病毒傳染性高，但並不代表傳播網絡不存在，只是散播的隨機性更大。新冠病毒透過飛沫傳播，人和人之間的距離是感染的重要因素。研究顯示，社交活動是新冠肺炎病毒在社區爆發的其一主要原因[1]。參加聚會、出席宴會、宗教集會等都是社會上人與人接觸的場合，形成特定的感染傳播渠道，令病毒在某些群組中快速擴散。這些群組的出現都是建基於不同的人際關係，但在疫症期間成為促進病毒傳播的社交網絡。

2020 年的新冠肺炎疫情，一年內出現了四次疫情，又稱為第一、二、三和四波。外地傳入個案引發的第一波，沒有帶來嚴重的本地擴散。其後的二、三和四波，病毒明顯在本地擴散，情況和人際網絡有莫大關係，更受政府透過法例限制人群聚集（所謂「限聚令」）的影響。該年 3、4 月間的第二波，發生了涉及酒吧顧客和店員的傳播群組，便是由於有共同嗜好和興趣的顧客走在一起而受感染。感染者的網絡特點是長時間（或多次）在同一酒吧聚集，或到過有連繫的場所聚集而致。政府其後推出關閉酒吧和限制酒吧營業時間的措施，對業界帶來沉重打擊。但從公共衞生角度作評估，這些措施顯然是有效的。疫情爆發後的下半年，香港沒有新酒吧群組的出現。到了 7 月至 9 月的第三波到臨，只有眾多受感染的小群組而沒有大型群組出現，或多或少歸功於推行全港性限聚法例。疫情的第四波由 11 月開始，最注目的是所謂「跳舞群組」。這次爆發的感染群組，其組成包含了很多互不相識但志同道合喜好跳舞人士，形成一個人際網絡。原來的群組又連接到其他間接連接的群組，病毒於是透過這個擴大的網絡繼續傳播，令疫情高企了一段時間。

1 作者及其香港中文大學團隊於 2020 年進行研究，發現在社交場合發生新冠肺炎病毒群組傳播的危機比較其他場合為高。
Wong NS, Lee SS, Kwan TH, Yeoh EK. Settings of virus exposure and their implications in the propagation of transmission networks in a COVID-19 outbreak. *The Lancet Regional Health – Western Pacific* 2020;4:100052 [ePub 9 Nov 2020]. doi: 10.1016/j.lanwpc.2020.100052.

保持社交距離是防控新冠疫情的重要措施，使病毒難以近距離從感染者跳到其他人身上。這個措施的原則，也就是暫時性令某些網絡解體，以期達到防控疫情的目的。不過，社交活動是不可能完全禁絕的，強行限制可以產生短期效果，但往往帶來更強的反彈！人類社會是需要社交互動，禁制某些網絡的活動有時會間接促進其他新網絡的形成。新冠肺炎疫情期間，出現了新的人際網絡，例如以宅度假（staycation）形式舉行派對、非法的樓上酒吧等。要達到長期防控目標，比較有效的方法是建立針對不同場合應採納的新常態，鼓勵和教育市民接受常設的社交距離措施。

原文載《醫藥人》，2007 年 4 月

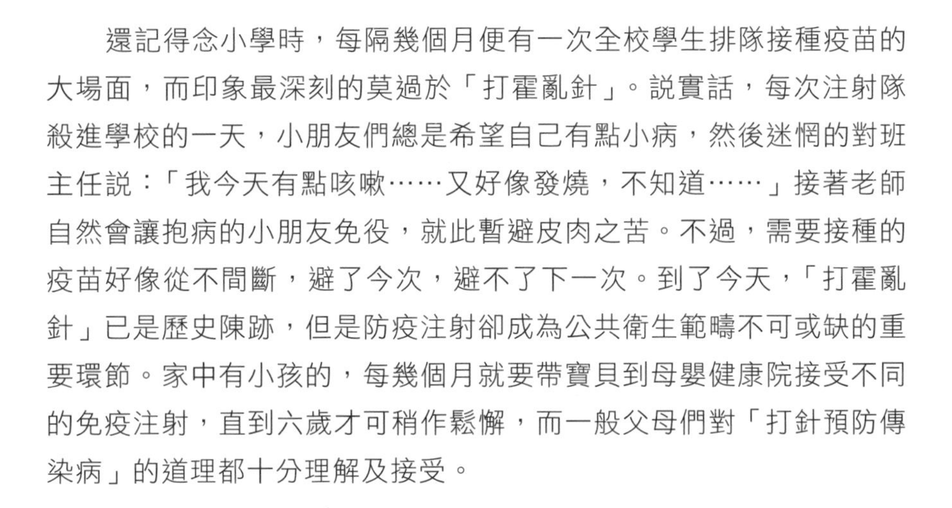

防疫神針

還記得念小學時，每隔幾個月便有一次全校學生排隊接種疫苗的大場面，而印象最深刻的莫過於「打霍亂針」。說實話，每次注射隊殺進學校的一天，小朋友們總是希望自己有點小病，然後迷惘的對班主任說：「我今天有點咳嗽……又好像發燒，不知道……」接著老師自然會讓抱病的小朋友免役，就此暫避皮肉之苦。不過，需要接種的疫苗好像從不間斷，避了今次，避不了下一次。到了今天，「打霍亂針」已是歷史陳跡，但是防疫注射卻成為公共衛生範疇不可或缺的重要環節。家中有小孩的，每幾個月就要帶寶貝到母嬰健康院接受不同的免疫注射，直到六歲才可稍作鬆懈，而一般父母們對「打針預防傳染病」的道理都十分理解及接受。

消滅天花顯神功

疫苗注射始於二百多年前的英國。1796年，Edward Jenner替一名健康的小朋友種牛痘，有效預防了天花，而他的一系列觀察在三年後的一篇醫學論文發表。其實天花病毒早在一萬年前已在人類世界肆虐，到了十六至十八世紀期間，每年有幾十萬人因此死亡。牛痘病毒和天花病毒是近親，接種牛痘有效刺激身體免疫系統，抵抗天花病毒的侵襲。換句話說，有了牛痘這個小毛病，便不會染上致命的天花，也不會留下難看的天花疤痕。這一免疫神針的出現，可被視為公共衛生的里程碑。但是，天花並沒有即時消滅，而是延續至差不多二百年後的 1977 年在非洲發生最後一例傳播個案。一年後英國伯明翰一名女士因接觸實驗室病毒株感染天花死亡，大家才意識到各大研究所儲存的實驗用天花病毒仍然有可能帶來危險。世界衛生組織其後建議銷毀在俄羅斯聯邦和美國持有的天花病毒剩餘庫存，並於 1999 年才正式宣布天花在地球絕跡。

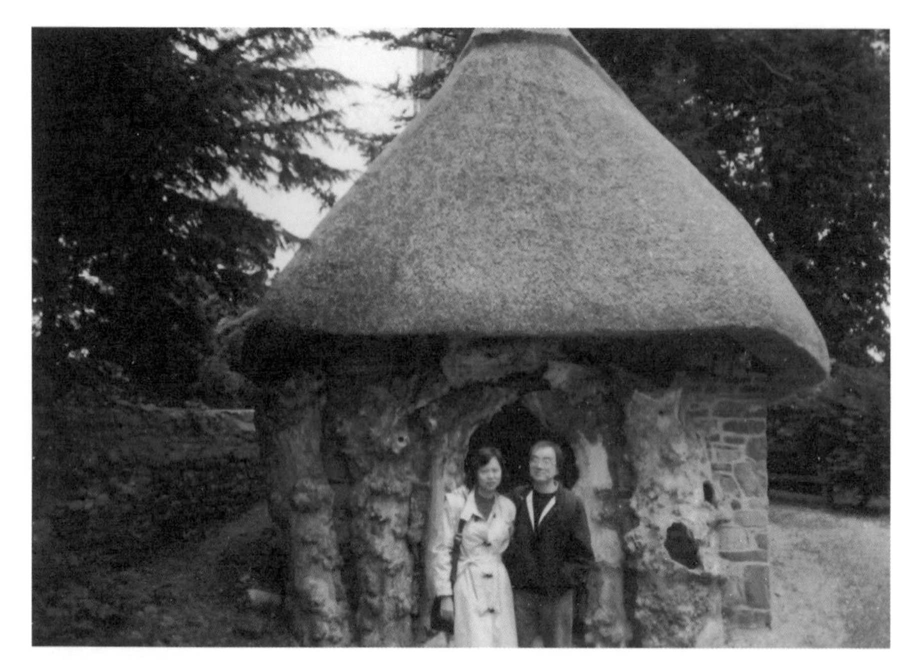

圖 1.7.1 疫苗聖殿

由於很多熱心人士的支持，位於英國中部 Berkeley 的 Edward Jenner 故居已成為一所免疫學博物館。圖中的小屋是當年 Edward Jenner 為窮苦大眾注射天花疫苗的地方，被免疫學家冠以 Temple of Vaccinia 的美名。1988 年，筆者有幸到訪這個免疫學聖地，並拍照留念。

從牛痘戰勝天花的經驗，公共衛生專家們對免疫注射寄以厚望，認為只要找到適當疫苗，預防其他傳染病必然是指日可待！這個免疫神針的概念，使國際間很快便有共識，將小兒麻痺症

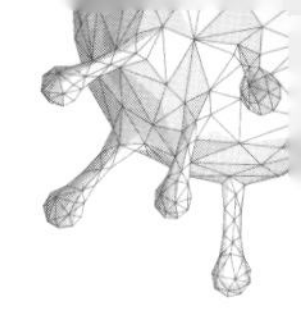

（poliomyelitis）定為下一目標。世界衛生組織於是在 1988 年通過，致力於 2000 年消滅小兒麻痺症病毒。不過，人算不如天算，千禧年的降臨並沒有帶來喜訊，到了 2000 年尚有二十三個國家報告案例，而往後的五年間數目有增無減。後來指標推遲至 2006 年，該年非洲納米比亞（Namibia）發生了新的一系列個案。所謂「道高一尺，魔高一丈」，病毒好比小魔頭，人類不能單靠神針降服所有病毒。

Polio 的挑戰

小兒麻痺症是香港對「脊髓灰質炎」的慣用稱呼，英文簡稱 polio，而病原體是脊髓灰質炎病毒（poliovirus）。脊髓灰質炎病毒主要經口糞途徑傳播，當水或食物被受感染者的糞便污染，便很容易擴散到社區。病毒的傳染性很高，感染者因神經系統受損而出現癱瘓現象，是「麻痺」二字的來由。最易感染脊髓灰質炎病毒的年齡群組是五歲以下的小孩，第三世界的衛生環境亦促使病毒不斷滋生。

自古以來，在人類社會自然傳播（wild，「野」）的脊髓灰質炎病毒有三種，稱為野株病毒（wild strain）。自 1988 年以來，脊髓灰質炎野株病毒病例減少了 99%以上。三種脊髓灰質炎野株病毒（1 型、2 型和 3 型）中，1999 年根除了 2 型脊髓灰質炎野株病毒；自 2012 年 11 月在尼日利亞報告病例以來，再沒有發現 3 型脊髓灰質炎野株病毒病例，因此也正式認證為全球根除。透過接種疫苗消滅脊髓灰質炎病毒的過程十分漫長，全球從超過一百二十五個流行國家的三十五萬例病例減少到 2019 年的一百七十五例報告病例。截至 2020 年，1 型脊髓灰質炎野株病毒仍然影響兩個國家：巴基斯坦和阿富汗。儘管口服疫苗（oral poliovirus vaccine, OPV）十分有效，但當中包含了弱化的脊髓灰質炎病毒株。隨著時間，疫苗病毒發生變化而成為可以傳播的「疫苗來源脊髓灰質炎病毒」(vaccine-derived poliovirus, VDPV)。這些非野株病毒也罕有地可能導致包括癱瘓等疾病。要全球消滅脊髓灰質炎，必須在防控野株病毒的同時盡快停止常規使用 OPV。和美國一樣，香港已停用 OPV 多年，現時一直使用的是滅活疫苗 (inactivated poliovirus vaccine, IPV)。

小兒麻痺症並不比天花簡單，它包含了一些隱性病例，既不易被察覺，又有病毒繼續擴散，要消滅真是談何容易？對發達國家來說，生產足夠疫苗並非難事，但要將接種疫苗活動在貧窮國家和戰亂中推廣則不可能一朝一夕實現。

疫苗絕對安全？

以免疫注射阻斷傳染病的傳播，成效自然是一個主要考慮。但是推動疫苗注射作公共衛生干預方法，要面對的困難有時令人難以預料。針對輪狀病毒 (rotavirus) 的疫苗發展是一個例子，此舉給了醫學界和政府不少教訓。

不要輕看這小小不見經傳的輪狀病毒，它每年導致全球數十萬兒童腹瀉缺水而死亡，越是貧困的國家問題越大。1998 年，全球第一種抗輪狀病毒疫苗面世，但不久便因副作用而需要撤出市場。有什麼副作用？研究發現大約每一萬名接種輪狀病毒疫苗的小朋友當中，就有一名患上腸套疊 (intussusception)，需要接受外科手術[2]。這項美國人不能接受且萬中無一的不良反應，導致成千上萬的第三世界國家兒童，無緣得到免疫注射。七年後的 2006 年，新的疫苗經過多年重複測試，終於投產，而美國食品藥物局和免疫接種諮詢委員會已先後通過全面推行使用該疫苗。這件事情的處理方法和策略，是國際公共衛生界的辯論課題，在香港就好像沒有什麼報道似的。究竟人命的

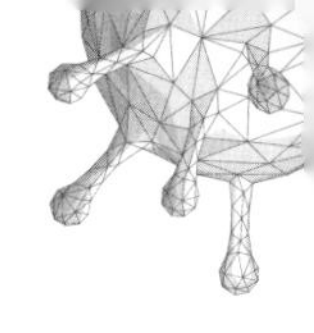

價值該怎樣釐定？

因安全理由影響政策推行的不只是輪狀病毒疫苗，還有每幾年出現一次信心危機的麻疹疫苗。1988 年權威醫學期刊《刺針》（*The Lancet*）發表的一項研究報告指出麻疹疫苗可能導致自閉症（autism）[3]。縱使這項研究之後被發現是錯誤的，期刊撤回了該論文，而撰文的醫生作者亦被罰停牌，但錯誤信息仍舊影響父母對麻疹疫苗的信心。隨著網上資訊發達，網絡紅人（KOL）透過社交群組將父母的擔憂無限渲染和放大，導致麻疹疫苗接種率持續下降。2019 年全球麻疹報告個案超過五十萬，低疫苗接種率是其中一個主要原因。

疫苗的科和技

疫苗並非單一藥物，而是以功能作定義。針對傳染病而言，疫苗是指未受某病原體感染的人可以在接種後得到免疫，預防感染發生。自牛痘面世後，疫苗的科學和技術快速增長。1951 年，Max Theiler 因發現有效的抗黃熱（yellow fever）疫苗而獲得了諾貝爾醫學獎。有趣的是，他是第一個，也是迄今為止唯一因開發病毒疫苗而獲諾貝爾獎的學者。

2 文獻綜述所得結論，輪狀病毒疫苗引起腸套疊（intussusception）病的風險大概是一萬分之一。

Bines JE. Rotavirus vaccines and intussusception risk. *Current Opinion in Gastroenterology* 2005;21（1）:20-5.

3 1988 年《刺針》醫學雜誌刊登了 Wakefield 醫生團隊研究，指出麻疹疫苗可能是引發兒童自閉症的成因。該研究論文後來被揭發有錯誤，十一年後遭撤稿。Wakefield 醫生被英國醫務委員會（General Medical Council）裁定以不道德方式進行研究，後來被除牌。
Wakefield AJ, Murch SH, Anthony A, Linnell J, Casson DM, Malik M, Berelowitz M, Dhillon AP, Thomson MA, Harvey P, Valentine A, Davies SE, Walker-Smith JA. Ileal-lymphoid-nodular hyperplasia, non-specific colitis, and pervasive developmental disorder in children. *The Lancet* 1988;351:637-641.

疫苗一般以所含成份分類，由最原始但依然有效的整個病原體到最基礎的基因，因應人類對不同傳染病的免疫反應而研發而成。最簡單的分類法將疫苗分三大組別：整個病原體（whole pathogen）疫苗；包含病原體片段的亞單位（subunit）疫苗；以病原體基因為重心的核酸（nucleic acid）疫苗（表 1.7.1）。

表 1.7.1 疫苗的種類

整個病原體 （whole pathogen）	亞單位 （subunit）	核酸 （nucleic acid）
滅活疫苗（inactivated vaccine） • 甲型肝炎 hepatitis A • 流感 influenza • 小兒麻痺症 polio • 瘋狗症 rabies	結合疫苗（conjugate vaccine） • 肺炎鏈球菌 pneumococcus • 乙型流感嗜血桿菌 Hib（*Haemophilus influenzae b*） • 腦膜炎球菌 meningococcus	脱氧核糖核酸疫苗（DNA vaccine） • （研究階段）
減毒活疫苗（live attenuated vaccine） • 麻疹、腮腺炎、德國麻疹 measles, mumps, rubella（MMR） • 輪狀病毒 rotavirus • 水痘 chickenpox • 黃熱病 yellow fever • 卡介苗 BCG	類毒素（toxoid） • 白喉 diphtheria • 破傷風 tetanus 基因重組蛋白疫苗（recombinant protein vaccine） • 乙型肝炎 hepatitis B • 人乳頭狀瘤病毒 HPV	核糖核酸疫苗（RNA vaccine） • 新冠病毒 SARS-CoV-2

一、整個病原體疫苗

整個病原體疫苗多以殺死（killed）或稱滅活（inactivated）的方式除去病原體的致病功能，誘導人體免疫系統發揮防感染能力。滅活過程可以是通過化學、熱或輻射程序產生。一個現代的例子是預防

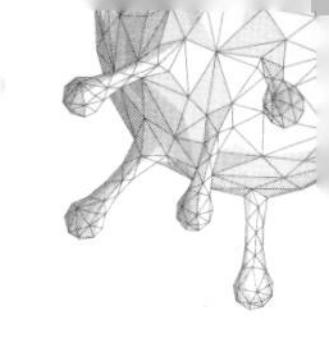

甲型肝炎（hepatitis A）病毒的滅活疫苗。針對某些傳染病，整個活病原體經過減毒程序成為「減毒活疫苗」(live attenuated vaccine)。現時普遍使用的減毒活疫苗包括預防麻疹、腮腺炎和德國麻疹的MMR疫苗。

二、亞單位疫苗

亞單位疫苗針對的不是整個病原體，而是最能刺激免疫系統的抗原（antigen）成份。亞單位疫苗的用途範圍廣泛，一般較整個病原體疫苗安全，亦相對容易大量生產。一些細菌表面含大量多醣（polysaccharide），是常用以制定疫苗的抗原。由於多醣的抗原能力比較弱，當附於強的蛋白抗原後可以增強為更有效的「結合疫苗」（conjugate vaccine）。肺炎鏈球菌（pneumococcus）疫苗和腦膜炎球菌（meningococcus）疫苗都是亞單位結合疫苗的例子。另一方面，白喉（diphtheria）和破傷風（tetanus）疫苗針對的是細菌分泌的致病毒素（toxin）。這些「類毒素」(toxoid）疫苗中的抗原是化學滅活的毒素，也是亞單位疫苗的其一類別。自1970年代起，科技的進步迎來了基因重組（genetic recombination）工程技術，用以大量複製蛋白疫苗。乙型肝炎（hepatitis B）疫苗是基因重組工程的產物，疫苗中的抗原是以酵母細胞生產的乙型肝炎病毒蛋白，其中已插入了病毒蛋白的遺傳密碼。由於抗原本身可能不足以誘導強而長效的免疫力，通常需要摻入佐劑（adjuvant）藉以增強反應。

三、核酸疫苗

核酸疫苗是最新一代的防疫產物。脱氧核糖核酸疫苗（DNA vaccine）是以基因工程研製的質粒（plasmid），當中包含抗原的核酸序列，經注射後引導細胞直接產生抗原，從而刺激保護性免疫反應。核糖核酸（RNA）（或「信使 RNA」，messenger RNA 或簡稱 mRNA）是 DNA 和 protein（蛋白質）之間的中介。接種 mRNA 疫苗，就是將合成 RNA 分子轉移到人細胞中。一旦進入細胞，RNA 就會起 mRNA 的作用，指導細胞重新編程以產生病原體的蛋白質。這些蛋白質馬上刺激人體的適應性免疫反應，預防病原體感染。到了今天，核酸疫苗仍然處於研究階段。新冠病毒疫情促使了 RNA 疫苗快速進入臨床研究階段，各國的科技人員爭先研發 RNA 疫苗。到了 2021 年，各式各樣的新冠病毒疫苗推出，而 mRNA 疫苗將會是最主力的防疫工具！全球拭目以待。

了解疫苗功效

疫苗的效能（efficacy）往往以百分比計算，這數值代表了什麼？由於感染和發病是兩個不同情況，接種疫苗的效能也得用兩個不同數值衡量：其一是感染保護效能，指在接觸病毒後有效預防感染的機會百分比；其二是患病保護效能，即是感染後不發病的機會百分比。這些效能數據來自臨床研究，以一定數目的接種疫苗人士和沒有接種者比較，再以百分比表達兩者的分別。例如某新冠病毒疫苗研究中一萬人接種後二百人受感染（2%），另外一萬沒有接種疫苗的人當中二千人（20%）受感染，這疫苗的感染保護效能是 90% [（20-2）/ 20 x 100%]，並非一萬人接種疫苗後有一千人得不到保護。要注意的是這個數值是在某研究情況下所得，不能單獨用以判斷疫苗在實際環境的防疫功效。一些疫苗的感染保護效能不高但患病保護效能卻很高，也能達到防疫的目的。隨著新冠病毒疫苗研究結果的累積，疫苗功效的解讀亦會逐漸改變，可以透過量度抗體去反映疫苗的功效，分辨不同年齡、體質和感染情況的疫苗功效。

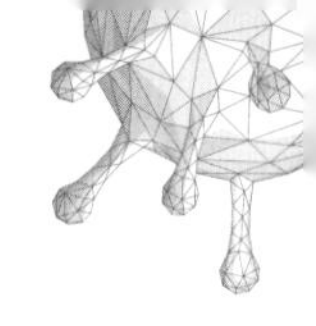

疫苗變身多面體

「防疫」已經不再是注射疫苗的唯一目的。近年有不少媒體報道有關 HPV 疫苗的功效，也有以影視明星宣傳接種疫苗。HPV 是一種性傳播病毒，包含很多類型，某些類型（例如 16 型和 18 型）在受感染人士體內若干年後有致癌的可能性。有趣的是這支新針主要作用不在於預防 HPV 感染，而是預防 HPV 感染為婦女可能帶來的子宮頸癌。換句話説，不接受注射亦不至於會為人類社會帶來什麼明顯的疫症，至少到今天為止我們也見不到如沙士或流感般的「經典」疫症，但普及使用卻可以減少數十年後的子宮頸癌！ 最新的 HPV 疫苗是 9 價的，可以預防九個病毒類型，包括了高致癌的 16 型和 18 型。由於 HPV 經由性傳播，也建議男性接種疫苗，同時有望減少口腔和肛門的癌症。

有關疫苗的知識日新月異，過去的重點只是預防傳染病。今天已有疫苗用在某些癌症的治療，更在過敏症和一些自身免疫病等情況下進行研究。愛滋病是另一例子，我們距離有效預防疫苗誕生的日子還遠，但是以疫苗作治療愛滋病的手段又是一個發展不錯的研究課題。這樣看來，疫苗的定義可能也快要改寫！

原文載《醫藥人》，2006 年 8 月

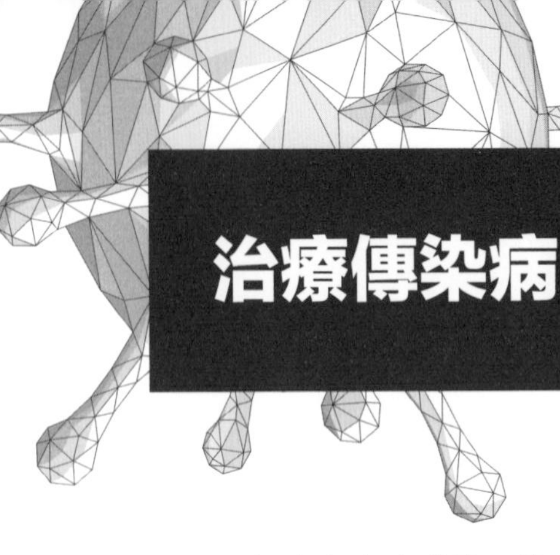

治療傳染病

一般病者患病求醫，臨床治療會先針對疾病成因，以恢復病者健康為首要任務。這個原則其實也適用於包括傳染病的任何疾病，這意味著醫治方法需要個人化，為病者設計最適合的有效方案。

治療傳染病另有一個特點，是同時需要考慮公共衛生。由於傳染病可以循不同途徑擴散到社會其他角落，雖然有效的防控策略並不止是個人臨床治療後果的總和，但如果大部分病患者無法獲得治療，或者治療根本無效，加上患病率偏高，就會因此而存在高發病（morbidity）的風險。由此可見，傳染病流行病學與臨床治療之間存在聯繫，兩者共同影響醫療服務的發展。

傳染病並非單一病症，其傳播特性因個別微生物而異。有效的傳染病治療可以恢復病者健康，但不一定有防控作用。假使治療某傳染病可以中斷微生物的傳播，治療本身可算能直接達到公共衛生目的。可是這個情況並不適用於所有傳染病。

治療傳染病的藥物

治療傳染病的藥物或方案可以分為三個類別，分別是針對微生物的特定治療、對症治療和併發症治療。

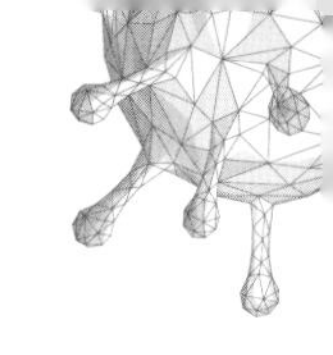

一、特定治療的具體方法包括使用抑制微生物生長或消除微生物的藥物，它們被統稱為抗微生物劑（antimicrobial agents），當中可再分類。

二、對症治療以減輕患者在感染過程中所經歷的不適為主，例如：退燒藥（降低溫度）、止咳糖漿、止瀉藥、止痛藥等。處方對症治療時，必須注意藥物可能抑制了徵狀，使診斷或治療監測變得困難。

三、一些傳染病患者可能會出現併發症，需要其他治療來控制病情。愛滋病病毒感染是一個例子，感染者因為免疫缺陷誘發惡性腫瘤，故此需要接受腫瘤治療。

抗微生物劑分類

抗微生物劑是一個籠統詞，泛指對抗微生物的藥物。抗微生物劑的類別以其針對的致病微生物區分：抗菌劑（antibacterial agent）用於治療細菌感染；抗病毒藥（antiviral）治療病毒感染；驅蟲藥（anthelminthic）醫治寄生蟲疾病；抗真菌藥（antifungal）對抗真菌感染等。抗微生物劑是一種治療化合物，有時被稱為「化學治療劑」。

抗菌劑的歷史很長，構成的治療藥物種類也更多。「抗菌劑」一詞通常與「抗生素」（antibiotic）互換使用，但兩者並非完全相同。抗生素是由微生物產生的自然抗菌物質，而抗菌劑則指所有具對抗細菌能力的藥物，故此抗生素是抗菌劑的一個子類。1928 年蘇格蘭醫生 Alexander Fleming（1881–1955）從真菌中發現了青黴素（即盤尼西林，penicillin），自此改寫了傳染病歷史，而他在 1945 年因此獲得諾貝爾醫學獎。差不多一百年後的今天，抗生素的種類繁多且繼續增加，但隨之而來的是林林總總的抗藥性細菌，相信這是 Alexander Fleming 所始料不及的。

抗菌劑可以殺菌，但能殺菌的不一定是有效抗菌劑。防腐劑（antiseptic）用在活體組織表面，有助減低感染風險，但不能內服。消毒劑（disinfectant）有效銷毀微生物，但只適用於死物，例如傢具表面。防腐劑和消毒劑都不是人類食用的治療藥。坊間經常有宣傳稱某某產品的抗菌能力高，可以消滅 99.9% 細菌。這些宣傳語句容易誤導市民，以為可以預防細菌在身上滋生。其實 99.9% 效力所指的是研發該產品時實驗所測試的某幾種細菌，而非市民所擔憂的傳染病致病細菌病毒，而且並不一定可以用在人體上。

抗微生物劑的功能

抗微生物劑的主要作用，在於能夠在病原體生命週期的不同階段施行襲擊，而不對人體有害。以細菌為例，其細胞結構和人體細胞有差異，因此成為了研發抗微生物劑的著眼點。例如，細菌的細胞壁（cell wall）結構獨特，抗菌作用可以涉及抑制或調節細胞壁的生物合成。抗微生物劑亦可以針對細菌的核酸代謝和蛋白質合成的酶，或者破壞細菌膜的結構。

治療急性細菌感染，一般所用的是抗生素，不過細菌有產生耐藥性（antimicrobial resistance）的傾向，特別是單獨處方某一種藥的時候。當我們使用抗生素時，一些細菌會死亡，沒有死亡而有抗藥基因的細菌會在環境壓力下繁殖，成為一群耐藥菌。抗生素的過度使用使耐藥菌更加常見。我們使用抗生素的次數越多，細菌對它們產生

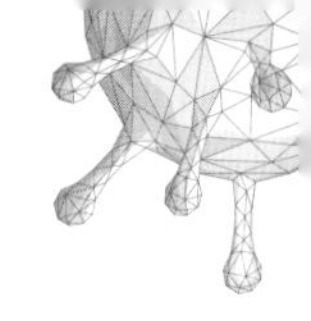

抗藥性的可能性就越大。結核病是慢性傳染病，治療時間比一般急性傳染病為長，需要混合多種抗生素進行治療才不易產生抗藥性。現時結核病的標準治療方案是在六個月內以四種抗菌劑的組合形式進行治療。治療愛滋病的情況更為極端，病者需要接受終身治療，現時的標準處方包含抗逆轉錄病毒藥（antiretroviral）。逆轉錄酶是愛滋病病毒和其他同類病毒的獨特酵素，抗逆轉錄病毒藥有抗擊病毒功能。這個治療方案又被稱為「高效抗逆轉錄病毒療法」（HAART），最普遍的療程包含三種抗病毒藥物。和結核病治療一樣，HAART 是一種混合療法，在社區中通常被稱為「雞尾酒」療法。

整體來說，抗微生物劑的主要用途是治療傳染病。患者接受特定治療，一般是當致病的微生物已經進入人體後才發揮作用。在某些情況下，服用抗微生物藥可以有預防功效。預防是指宿主在接觸微生物後就馬上把它殺死，令微生物無法在體內生存和繁殖。預防性治療的學名是源自希臘的拉丁詞 *prophylaxis*，以藥物作預防用途又稱 chemoprophylaxis。部分曾經接受人工心瓣移植的病人，在牙科手術前服用短療程抗生素，可以減低引起心內膜炎的風險。醫學研究又證明，處方抗逆轉錄病毒藥可以預防高風險人士感染愛滋病病毒[4]。

以藥物治療中斷微生物傳播

為傳染病患者提供有效的抗微生物藥治療，可以令病者恢復健康，但並不一定能夠中斷微生物進一步傳播。要達到中斷傳播目的，人類必須是唯一宿主，促使病原體在人與人之間傳播，而抗微生物藥

4 2018 年的文獻綜述整體分析多項以抗病毒藥預防高危人群愛滋病病毒感染的研究，發現抗病毒藥的功效超過 90%。
Riddell J 4th, Amico KR, Mayer KH. HIV Preexposure Prophylaxis: a review. *JAMA*（*Journal of American Medical Association*） 2018;319（12）:1261-1268. doi: 10.1001/jama.2018.1917

必須能夠有效消滅身上所有相關微生物。登革熱是全球最普遍的蚊蟲傳染病，蚊子帶著登革熱病毒在人和人之間周旋，但病毒也同時在蚊子世界生活。目前尚無有效的登革熱抗病毒治療方法，治療病者的方法只能是令他們盡快痊癒，並不能有效地阻止登革熱病毒由其他蚊子帶到他人身上。另一方面，登革熱病者所呈現的症狀可能十分輕微和缺乏特異性，以致不能迅速地在所有感染者當中正確檢測出來。至於流感，即使有抗病毒藥，宿主人群也主要是人類，但因為診斷需時，加上病毒傳播速度迅速，藥物干預在中斷傳播中起著很小的作用。

對於某些傳染病而言，有效的患者治療確實有助公共衛生防控。結核病是人類社會中其一重視的傳染病，它的防控成效取決於病者是否及時得到檢測、抗結核化療藥物是否適當使用，以及患者對治療是否依從性高。由於一個結核病者是另外幾個或多個病者的源頭，適當和及時的治療是中斷傳播的最佳干預方法。因此，爭取為更多結核病者提供有效治療，其實是一個臨床主導的公共衛生策略。

另一方面，梅毒和淋病等都是完全屬於人類社會的性傳播疾病或「性病」。性病透過私人行為傳播，康復後對同一性病病原體不能產生免疫，故此高危社群往往周而復始的重複感染。除了推廣安全性生活外，為感染者提供抗生素治療可以有效減少病原體在社群循環出現，從而有助於公共衛生控制。同樣是經性傳播的愛滋病，上文提及的 HAART 能夠有效壓抑病毒量至非常低的水平。除了恢復患者的健康外，低病毒量使愛滋病病毒在社會中傳播的風險降到最低。要有效防控愛滋病，前提條件是所有感染者都了解本身狀況，盡早診斷並對處方治療有良好的依從性。

我們需要治療所有感染嗎？

儘管不是每一種傳染病都有可以使用的特定治療方法，但也應該有病治病，有需要時，採用對症治療和併發症治療同等重要。

「傳染病」當中的「染」和「病」是兩個不同情況，「感染」並不等同於健康狀況不佳的「疾病」。「染而不病」是有可能發生的。在某些情況下，即使微生物存在也不需要進行治療。例如，某些微生物其實是和人類共存的共生菌（commensal flora）或正常菌群（normal flora），根本對人體沒有害處，所以不需要任何治療。人體的皮膚表面和腸壁都依附著不少正常細菌，不適當使用抗生素反而會觸發嚴重腹瀉等危險後果。故此，治療「染」和「病」應由目標驅動，針對具體情況，並調整以達到最佳效果。

翻譯自 *Public Health Infectious Disease* 2012

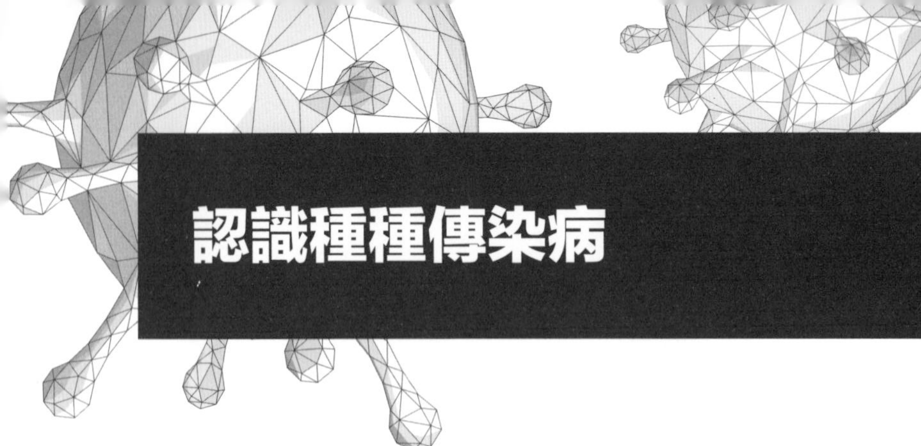

認識種種傳染病

傳染病分類

傳染病林林總總，往往因目的而分類，沒有統一標準。從臨床治療角度看，最常用的分類方法是根據感染的人體部位來命名（圖 1.9.1）。傳染病可以影響任何器官系統，並經常呈現發炎現象，故此肺部感染一般稱肺炎，腦部感染是腦炎，而肝臟感染引起膿腫則稱為肝膿腫。疾病的名稱告訴我們哪個器官受到了感染，例如「支氣管炎」是由於支氣管感染而致。

傳染病也因應特別群體的情況而再作分類——例如在兒童期常出現的「兒童傳染病」（childhood infection）；在免疫力有缺陷人士身上發生的「機會性感染」（opportunistic infection）等。

隨著醫療服務的發展，傳染病也因感染源頭而分為兩大類：醫療照顧相關感染（healthcare associated infection）與社區感染（community infection）。這種特定於環境的分類在制定政策時十分重要，因為兩者之間的治療和控制方案的差異很大。生活在大城市，防控傳染病受到社會法規管理。部分傳染病因應法律要求，需要向當地衛生當局報告，這些感染或傳染病被列為需呈報傳染病，或簡稱「法定傳染病」。在香港，法定傳染病受《疾病預防和控制條例》（第 599 章）約束。

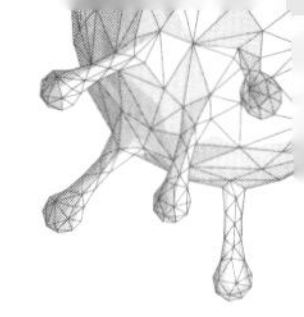

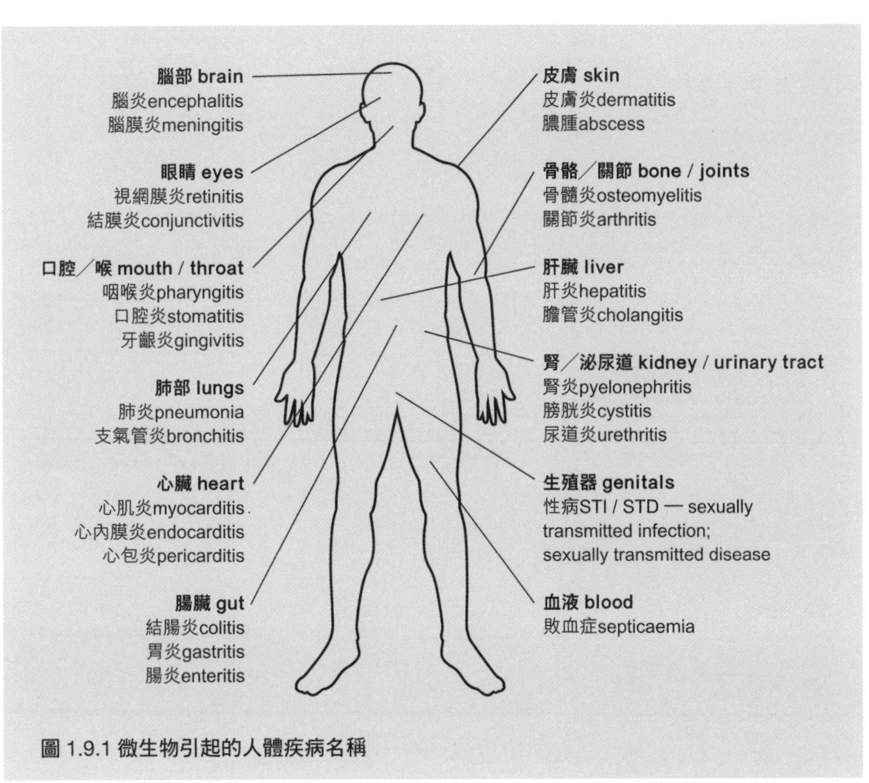

圖 1.9.1 微生物引起的人體疾病名稱

在公共衛生範疇方面，關注點則經常落在主要傳播途徑，因此傳染病被分類為：

一、呼吸道（respiratory）疾病；

二、腸道（enteric）疾病；

三、媒介傳播（vector-borne）疾病；

四、性傳播疾病（sexually transmitted disease 或簡稱 STD，也稱 sexually transmitted infection 或 STI）。

本文亦會以此分類方式，集中介紹現時比較普遍受關注的傳染病。

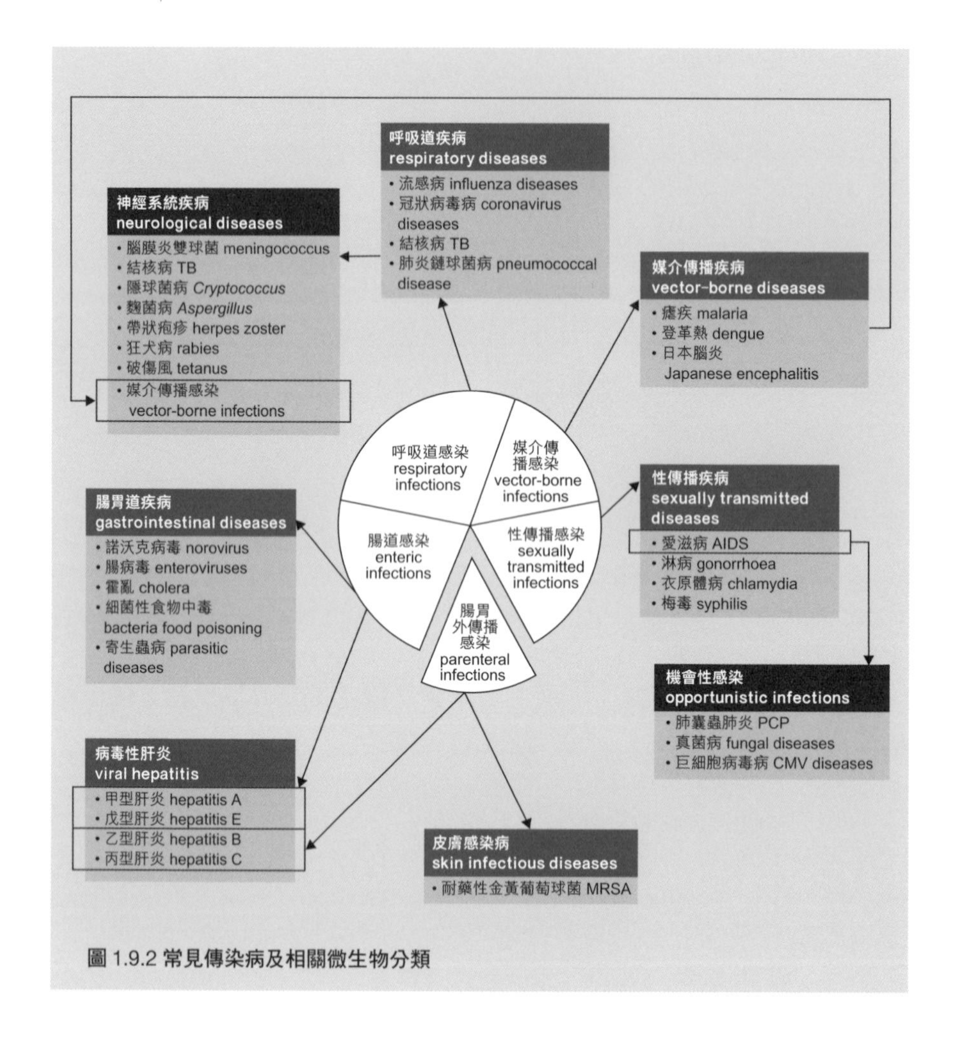

圖 1.9.2 常見傳染病及相關微生物分類

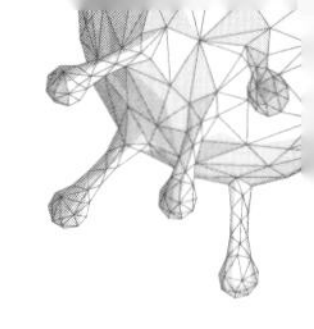

呼吸道傳染病

呼吸道疾病是十分普遍的傳染病類別，牽涉多種細菌及病毒等病原體，一般又分為：一、較輕微的上呼吸道病，病者有流鼻水、咳嗽和喉嚨不適等病徵；二、下呼吸道病，包含肺炎等嚴重症狀，此類病者一般需要住院治療。香港每年一或兩次流感季，是呼吸道傳染病的高峰期。流感病源自流感病毒（influenza virus），經過飛沫由人傳人。細菌是呼吸道感染的另一類病原體，常見的有肺炎鏈球菌（pneumococcus）。流感季節到臨，部分流感病者因肺炎鏈球菌感染引發肺炎併發症。長者和兒童由於免疫力較弱，兩種病原體的殺傷力便變得特別強。疫苗注射是最佳的預防辦法，要注意的是流感疫苗需要每年重複接種，才能達到預防功效。冠狀病毒（coronavirus）是 2003 年沙士（SARS）疫症才冒起的呼吸道病原體，當沙士病毒（SARS-CoV）失去蹤影十七年後，新冠肺炎（SARS-CoV-2）成為傳播全球的新興傳染病（emerging infectious disease）。

長久以來，兒童是感染呼吸道病原體的高危族群，而且種類繁多，當中的白喉（diphtheria）和百日咳（pertussis）因為普及性兒童疫苗接種計劃的功效在發達國家幾乎絕跡。同樣地，麻疹（measles）、腮腺炎（mumps）、德國麻疹（rubella）和水痘（varicella）均為呼吸道感染，而香港的感染率亦因為 MMR（mumps, measles, rubella）和 MMRV（MMR + varicella）混合疫苗的普及使用而受控，不過小規模爆發時有發生。B 型流感嗜血桿菌（*Haemophilus influenzae B*，簡稱 Hib）是另一種可導致兒童肺炎、腦膜炎等重症的細菌。Hib 在香港不算普遍，故本地公共服務提供的兒童疫苗接種計劃並沒有包括 Hib 在內。

絕大部分呼吸道傳染病是急性的，而肺結核病（tuberculosis，簡稱 TB）是少數的慢性呼吸道疾病，病原體是結核桿菌（tubercle bacillus，學名是 *Mycobacterium tuberculosis*）。香港屬於肺結核病中度感染率地區，每年呈報的結核病個案有好幾千宗。結核桿菌經空氣傳播，環境衛生差和欠缺醫療系統設施的地方都十分高危。

除了人傳人外，結核桿菌亦有可能潛伏在隱性感染者身上，因隱性感染者的免疫系統出現缺陷而遭激活（reactivation），導致隱性感染者生病。例如，一些非洲國家由於愛滋病病毒傳播嚴重，其引發的免疫缺陷導致大量病者的結核菌被激活成病。在香港、日本和新加坡等地，則因人口老化問題，隱性結核菌感染的長者成為了激活結核病的主因。雖然現有的卡介苗（BCG）是一種結核病疫苗，不過沒有預防感染的效用，其功能只是減低兒童結核感染所產生的併發症。

腸道傳染病

細菌感染是急性腸道傳染病的主要病原體，統稱「食物中毒」，但與毒素未必有關係。九成以上的食物中毒病例，是由以下細菌引起：金黃色葡萄球菌（*Staphylococcus aureus*）、沙門氏菌（*Salmonella*）、產氣莢膜梭菌（*Clostridium perfringens*）、彎曲桿菌（*Campylobacter*）、李斯特菌（*Listeria monocytogenes*）、副溶血性弧菌（*Vibrio parahaemolyticus*）、蠟狀芽孢桿菌（*Bacillus cereus*）和大腸桿菌（*Escherichia coli*，簡稱 *E. Coli*）。這些細菌通常在許多未煮熟的食物中發現，注意個人衛生和正確處理食物是主要預防方法。霍亂在發展中國家十分流行，其病原體是霍亂弧菌（*Vibrio cholerae*），主要病徵是可以致命的嚴重腹瀉，此病患在發達地區已十分罕見。

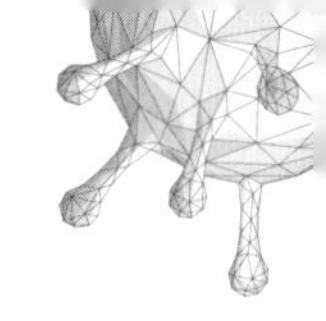

病毒是引致腹瀉的另一組病原體。諾沃克病毒（norovirus）是經常見報的微生物，例如，它偶然會導致大批病人同時出現腹瀉的郵輪群組感染，故此也稱為「郵輪病毒」。另一種輪狀病毒（rotavirus）是兒童腹瀉的最常見原因，也是發展中國家兒童死亡的主要原因。

腸道傳播的病毒不一定產生腸道感染，最有名莫過於寄生腸道的腸病毒（enterovirus，簡稱 EV），其感染者很少出現腸道感染的徵狀。腸病毒是一個大家族，包括了小兒麻痺症病毒（poliovirus），所致疾病會影響神經系統，又稱脊髓灰質炎病。兒童常見的手足口病（hand, foot and mouth disease, HFMD）也是由腸道病毒引起，包括柯薩奇病毒（coxsackievirus）和腸道病毒 71（EV71）。EV71 引起的手足口病尤其令人關注，因為它很可能引起嚴重的併發症，例如腦膜炎、腦炎和脊髓灰質炎樣麻痺（poliomyelitis-like paralysis），甚至死亡。

病毒性肝炎（viral hepatitis）影響肝臟功能，急性病者的病徵主要是黃疸（jaundice）、腹痛、噁心和食慾不振。甲型（hepatitis A virus）和戊型肝炎病毒（hepatitis E virus）都是因不潔食物透過口糞途徑入侵人體，康復後不會演變為慢性肝炎和肝硬化等長期健康問題。貝類海產是傳播甲型肝炎病毒的主要食物來源，尤其是雙殼貝類更容易出現問題，幸好現時已有疫苗可以有效預防甲型肝炎病毒感染。戊型肝炎病毒的源頭包括受污染食水和未煮熟的豬肝或內臟產品。2011 年，預防戊型肝炎感染的疫苗在中國註冊使用，其他國家暫時未採納同樣的防疫策略。

媒介傳播疾病

世界衛生組織估計，媒介傳播疾病每年造成全球七十萬人死亡，蚊蟲是傳播病原體的媒介，而當中涉及的致病原體包括病毒、細菌和寄生蟲。

瘧疾（malaria）是由瘧蚊（*Anopheles*）傳播的瘧原蟲（*Plasmodium*）感染所致的疾病。瘧原蟲是單細胞原生動物（protozoa），可算是最細小的寄生蟲（parasite）。在全球各地肆虐的瘧原蟲有五種，現時有超過二億病例，大多數死亡發生在五歲以下的兒童中。瘧疾的一般症狀包括發燒、頭痛、噁心、嘔吐、腹瀉和貧血等。嚴重的病者可能出現器官損害，包括昏迷（腦部瘧疾），肺部併發症或腎功能衰竭。

伊蚊（*Aedes*）是傳播病毒的一種主要媒介，常見的兩種是埃及伊蚊（*Aedes aegypti*）和白紋伊蚊（*Aedes albopictus*）。通過伊蚊傳播的病毒性疾病包括登革熱（dengue）、基孔肯雅熱（chikungunya）、寨卡（zika）、黃熱病（yellow fever）、西尼羅河熱（West Nile fever）。伊蚊最普遍傳播的傳染病是登革熱，香港的個案主要是外地傳入，本地感染只是偶然發生。全球而言，現時有超過一百個國家或地區承受著登革熱風險。最常見的登革熱症狀是皮疹、噁心、嘔吐、關節或骨骼疼痛等。嚴重病者會有內部出血等出血傾向，可能會引致血液循環衰竭、休克，甚至死亡。

庫蚊（*Culex*）是另一嚴重傳染病媒介，是傳播日本腦炎（Japanese encephalitis）病毒的使者。庫蚊在稻田等水源豐富的地方繁殖，叮咬過被日本腦炎病毒感染的豬和野鳥後，再在咬人時將病毒傳播給人類。日本腦炎症狀包括發燒、頭痛、嘔吐等，嚴重的會神

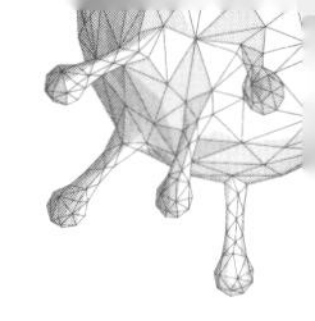

志不清、昏迷甚至死亡。香港偶然出現日本腦炎病例，大部分在新界農場附近發生。在美國等地，庫蚊亦同時傳播西尼羅河和聖路易斯腦炎（St. Louis encephalitis）病毒。

性傳播疾病

性傳播疾病指一些主要經過性交傳播的傳染病，所涉的性行為包括男女之間或同性間的性交。性傳播疾病的病原體有細菌、病毒和原生動物。常見因細菌而起的性傳播疾病包括源自淋病球菌（*Neisseria gonorrhoeae*）的淋病（gonorrhoea）、因梅毒螺旋體（*Treponema pallidum*）感染患上的梅毒（syphilis）和衣原體（chlamydia）感染。這些疾病的症狀相類似，例如小便疼痛、排出分泌物、生殖器周圍有水泡和瘡等，故此亦被籠統地稱為「性病」。抗生素是治療細菌性性病的標準方法，而提供適當治療更是預防傳播的最佳公共衛生策略。滴蟲病（trichomoniasis）是由原生動物引起的性傳播感染。在女性中，滴蟲病可引起白帶，而男性通常沒有症狀。

病毒方面，常見的性傳播疾病病原體有單純疱疹病毒2型（herpes simplex virus 2，簡稱 HSV-2），可導致引起生殖器疱疹。抗病毒藥是主要治療方法，但不能根治。人類乳頭瘤病毒（human papillomavirus，簡稱 HPV）是一組包括一百多種類型的病毒，主要經性接觸傳播。HPV 感染是患上生殖器疣（genital wart，俗稱椰菜花）的成因，也是引致子宮頸癌、口咽癌和肛門癌的因素。HPV 疫苗已經面世，針對的是最常見導致癌症的 HPV 類型。愛滋病病毒是人類免疫缺乏病毒（human immunodeficiency virus, HIV）的簡稱，性接觸是傳播病毒的其中一個途徑，其他傳播方法包括吸毒者共用注射器、輸血或血製品，以及母嬰傳播。愛滋病是後天免疫缺乏症候群

（acquired immunodeficiency syndrome, AIDS）的簡稱，指因為病患身體免疫系統受到破壞，導致各種機會性感染容易發生。最常見的機會性感染包括肺囊蟲肺炎（pneumocystis pneumonia）、真菌感染（fungal infection）和結核病。雖然性接觸是愛滋病病毒的主要傳播途徑，愛滋病一般不以性病歸類。現時抗病毒藥可以有效醫治愛滋病病毒感染，病者需要終身服藥，確保病毒受到壓抑並使免疫系統功能回復。

和愛滋病情況相似的是兩種病毒性肝炎——乙型肝炎（hepatitis B）和丙型肝炎（hepatitis C）。有別於腸道傳播的甲型及戊型肝炎，乙丙型肝炎被定義為腸胃外（parenteral）傳播疾病，可以通過性行為和血液傳播給其他人。乙型肝炎在亞洲地區十分活躍，可以算是風土病（endemic）。乙丙型肝炎都因為病毒可以長時間留在體內，形成慢性肝病甚至肝癌。上世紀八十年代，乙型肝炎疫苗面世，全球的感染率亦逐漸下降。慢性肝炎的治療亦見進步，可以透過抗病毒藥壓抑病毒，令患者康復，但不能根治。慢性丙型肝炎的治療效果比乙型肝炎還要好，而且可以徹底清除病毒。雖然乙丙型肝炎都可以經過性接觸傳播，一般不劃分為性病而以肝炎為主要類別。

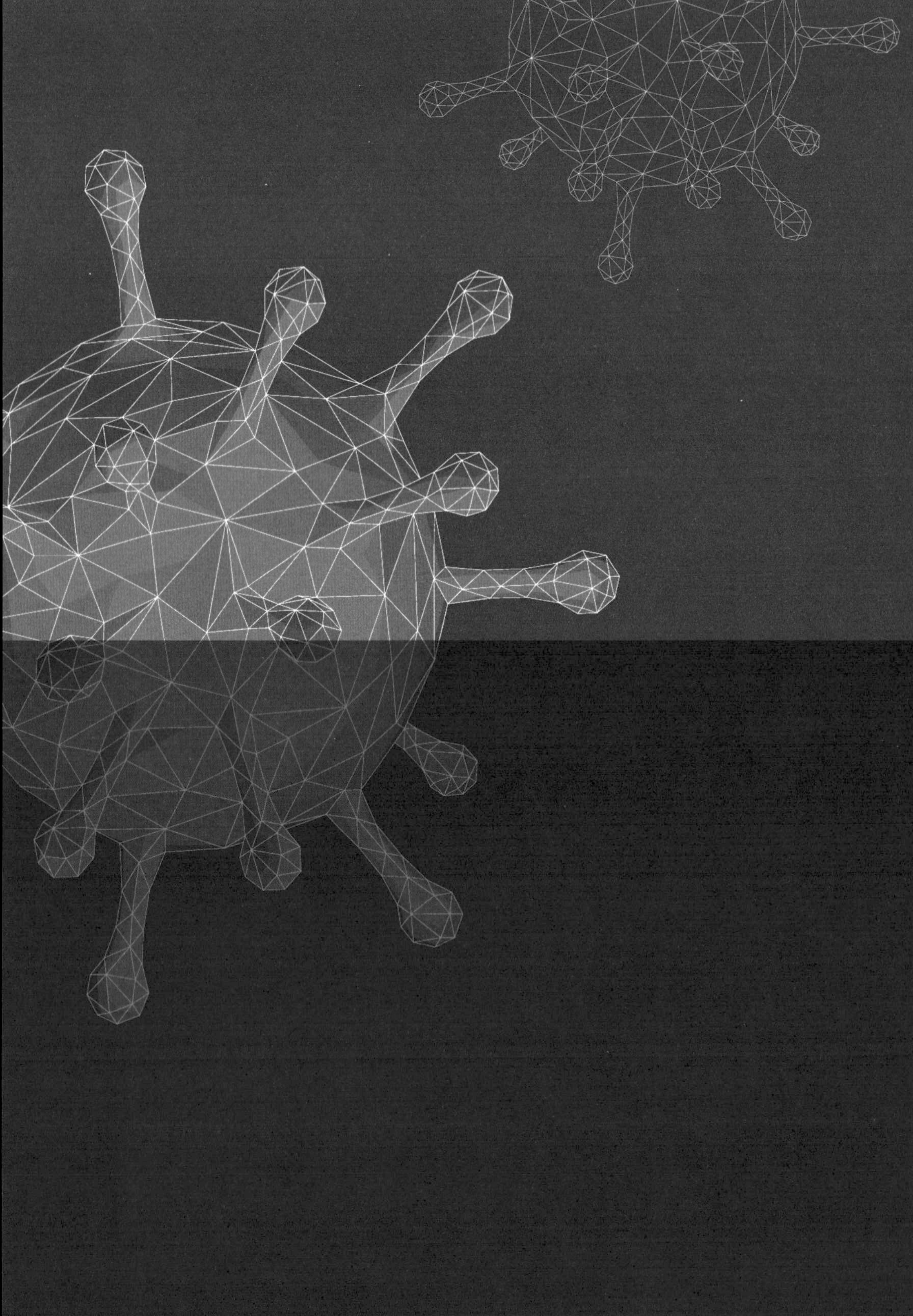

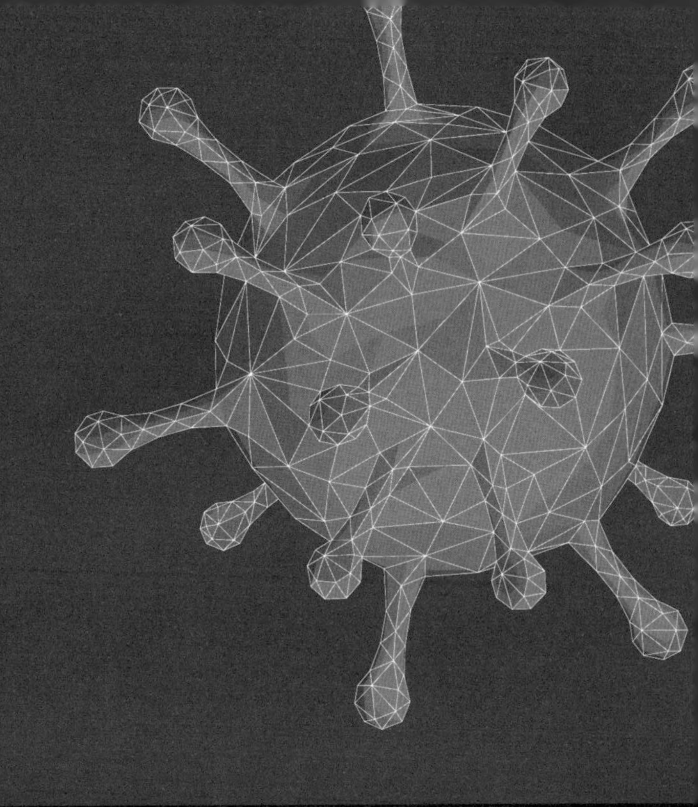

第二章

源來於此——探索傳染病的起源

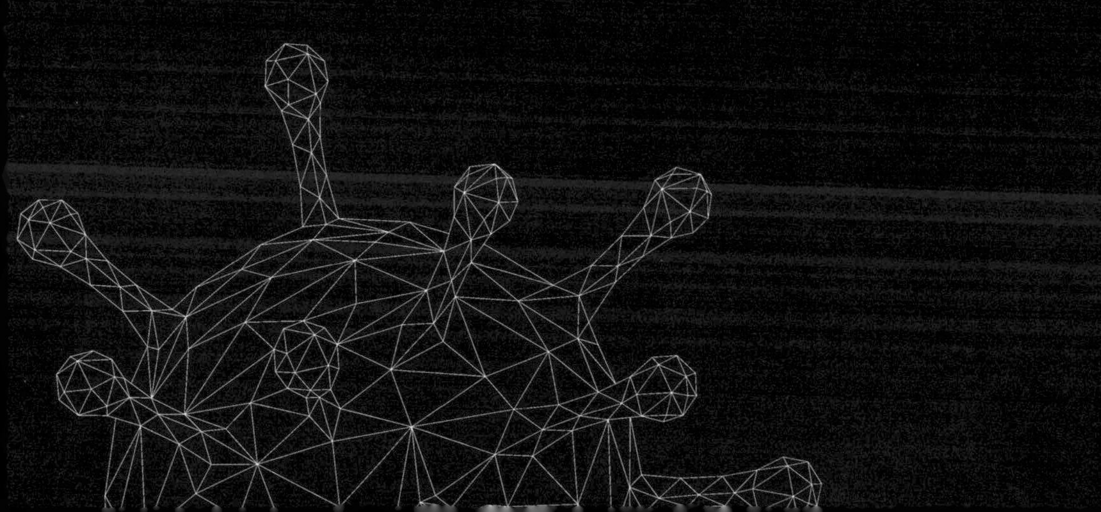

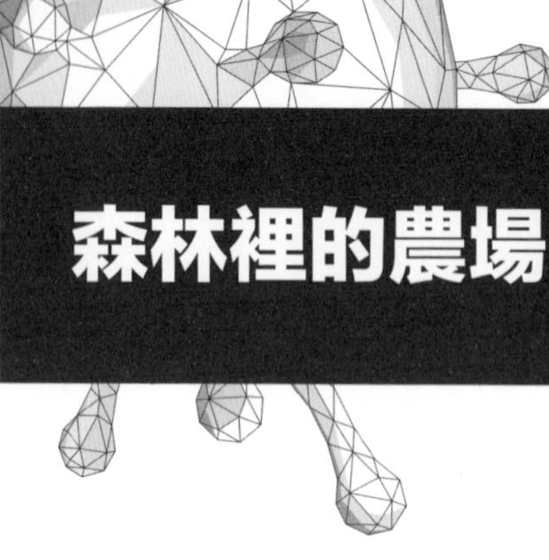

森林裡的農場

1997年禽流感（avian influenza）衝擊香港，其後偶爾有疑似個案。每次禽流感重臨香港，全城都鬧得熱烘烘。報章每日報道的，不是某國又有新的人類感染個案，就是發現家禽候鳥因 H5N1 而死，或是某國元首表演吃雞。那邊廂博彩公司開出賠率賭「爆發不爆發」，開創發財機會。還有什麼健康產品促銷，聲稱可以增強免疫力，廣告大做文章。記者和各路編輯，終日虎視眈眈，看哪個高官失言⋯⋯沒有禽流感消息的一天，可能才是大新聞。

禽流感從哪裡來？

上世紀的禽流感、2005 年夏天四川的豬鏈球菌、2003 年的沙士和 2019 年的新冠病毒，都有一個共通點，就是病源來自動物。人類世界究竟發生了什麼事，怎的一下子和我們的動物遠親一同生起病來？是動物誤闖人類社會，還是人類錯誤走進動物社群？歸根結柢，是人類忘了自己也是動物，誤以為只要把動物關進農場，便無需再有「森林」這個概念。我們其實仍是森林成員，有森林規則要遵守，而且祖先也沒有告訴過我們森林是絕對安全的。

顧名思義，人有人流感，禽有禽流感。這裡談及的流感是一類稱為「流感病毒」所產生的感染，並非中醫或坊間所説的感冒。人和禽鳥染上的流感病毒是來自同一個病毒家族，只不過經過千百年的演

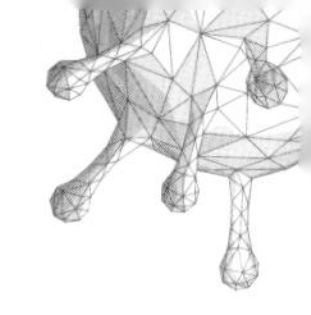

變，人身上的流感病毒和禽鳥身上的流感病毒有著不同的基因組織。感染人類的流感病毒有甲（A）、乙（B）、丙（C）三大類型，當中甲型最為普遍，而甲型流感病毒再以兩種成份因子 H 和 N 命名。H 是血凝素（haemagglutinin），功能是連接人體細胞受體；N 是神經胺酸酶（neuraminidase），功能是防止病毒惡性聚集。兩者都是病毒外殼上的蛋白，各自由特定的基因指揮形成（圖 2.1.1）。不同的病毒株各自長出獨特的 H 和 N，以數目字來分辨基因型。經常影響人類的有甲型流感 H1N1 和 H3N2，而 H5N1 和 H7N9 則是近年出現過的禽流感類型。

人流感經飛沫傳播，引起發燒、咳嗽、肺炎等呼吸道徵狀，少部分人病況嚴重。同樣地，禽流感在禽鳥身上一般病況溫和。不過人染上禽流感病情相對嚴重，這是因為病毒不太適應新環境，而宿主的

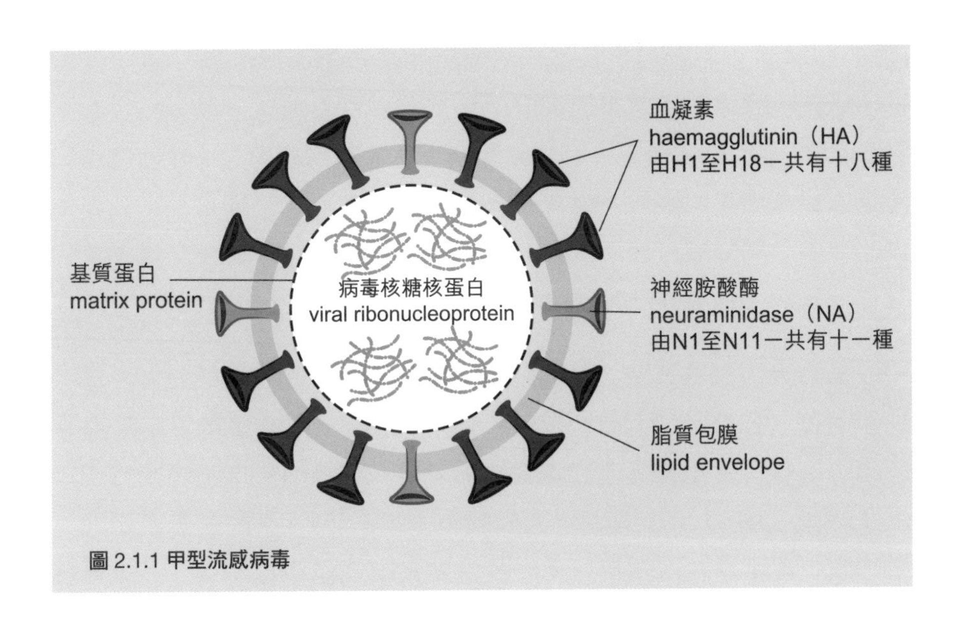

圖 2.1.1 甲型流感病毒

免疫反應過於強烈而產生破壞力所致。流感在人和動物世界的歷史久遠，偶然病毒基因可以透過洗牌進行變種。但除非有環境因素促使，這現象不一定帶來流感大爆發。什麼環境會助長爆發？農場是危機最高的例子。試想像同一時空下大量同一品種的禽畜被迫生活在一起，新病毒不急速散播才怪！因此，開辦農場必須有極嚴密的生物安全措施。

禽流感爆發的「必然」性

流感病毒具高殺傷力並非必然現象。候鳥間雖然也有致命禽流感病毒傳播，但一般鴨容易感染的 H5 病毒無殺傷力，這是不爭的事實。自然界的禽流感病毒十分適應在禽鳥當中傳播，由禽傳人效率相對極低，情況只會偶然出現。但如果同時受感染的禽鳥越多，接觸的人必然按比例增加，這樣就有形成疫症的風險。人類飼養的雞隻出現 H5N1，數量多而且和人類密切接觸，於是造成人群爆發！禽流感疫情，導致有超過一億家禽因 H5N1 而病死或被宰殺，而受感染人數是這數目的一百萬分之一。每次報章刊出「禽流感爆發」，我們就得認清是人類禽流感大流行，還是禽鳥禽流感擴散。未來的日子，只要禽流感在禽鳥間繼續傳播，人類個案必然個別地增加。這是全球現象，是香港政府、香港專家、香港政客所不能改變的。

禽鳥禽流感會演變成人類禽流感嗎？這個問題只有未來的專家才能回答。1918 年的西班牙流感大爆發，給人類社會留下不能磨滅的陰影。有科學家推算流感爆發有週期性，由 1918 年起流感每十年爆發一次。1976 年（對上一次流感是 1968 年），美國新澤西州迪克斯營區一青年軍人因感冒病逝，發現是豬型流感病毒所致，其後再發生三例，令美國政府大為緊張。當時的科學家一般相信西班牙流感源於豬隻，而 1976 年的豬型流感極有可能是歷史重演的先兆。專家估

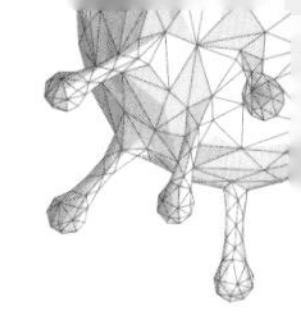

計假如豬型流感大爆發，將會導致一百萬人死亡，比 1918 年的疫症還要嚴重。藥商於是密鑼緊鼓研製疫苗，而那邊廂科學家和政府商討策略，決定進行全國性疫苗注射。同年 10 月，豬型流感疫苗注射運動正式展開，超過四千萬人接受注射，覆蓋三分一成年人，連美國總統也以身作則，呼籲全國作好準備。人算不如天算，感染豬型流感病毒的最後只有十數軍人，更諷刺的是因疫苗引起神經系統併發症而索償的有數千人。今天，科學家們認為西班牙流感並非源自豬，而是禽鳥，由此亦觸動了禽流感或會大爆發的神經。

為什麼禽鳥的流感會在各地爆發？自從人類以為自己已經征服世界後，人口急劇增加，要糊口就得大量生產食物。飼養禽畜自然是儲糧的好辦法，不過硬將一群動物長時間放在一起容易滋生傳染病。發達國家系統化經營農場，從錯誤中學習，逐漸引進機械操作，加上感染控制措施的配合，農場內的微生物感染越來越少。發展中國家的情況並不一樣，大型機械化農場不甚普遍，一般鄉間民眾為了生計，也會飼養禽畜作家中食用。很快地前居後農場，豬欄隔壁養雞，人鴨共居等成為慣例。禽畜若然生病，交叉感染便容易發生，加上開放式的經營，候鳥亦可能受波及。到疫症發生的一天，連源頭也難以追尋。以往若然農場禽畜有病，宰了便是，但是不要忘記很多經營後院農場的都是貧下中農，又有誰捨得全數宰殺？我們在城市埋怨發展中國家措施不夠力度，又是否太殘忍？當我們的政府在構思免疫注射方案時，又有誰為發展中國家著想？

香港又如何？

禽流感會在香港爆發嗎？香港沒有多少個農場，禽鳥間可以交叉感染病毒風險不高。但香港真的沒有「農場」？我們的濕街市出售剛屠宰（或未屠宰）的豬雞鴨鵝魚，所有家禽動物集中在一個空間裡，就是不折不扣的農場。中國人講究美食，吃雞要活雞（其實是剛死的），吃魚要游水海鮮（買的時候要未死）。濕街市為了迎合市民口味，自然要作出配合，引入活家禽即場屠宰是最受歡迎，這還未足夠，顧客還要親身仔細檢查！這樣一來，我們的街市不僅是個安置將死動物的農場，更是個開放式的大屠房！

當我們埋怨政府防疫不力時，自己又有沒有考慮過要求的是什麼？時至今日，已經沒有人願意理性分析一些措施的合理性。鄰近地區一隻雞染上禽流感，媒體便追訪政府，要求回應措施，部門慢一分鐘便是官僚、效率低。高掛警報馬上當作解決問題，自然無人膽敢除下警報。當年廣東省發現第一例人感染禽流感個案，香港政府「密切注視」被當作反應慢，後來宣布停止活雞輸入數星期才算是從善如流，但是我們有沒有想過邏輯何在？上海發現禽流感個案，香港口

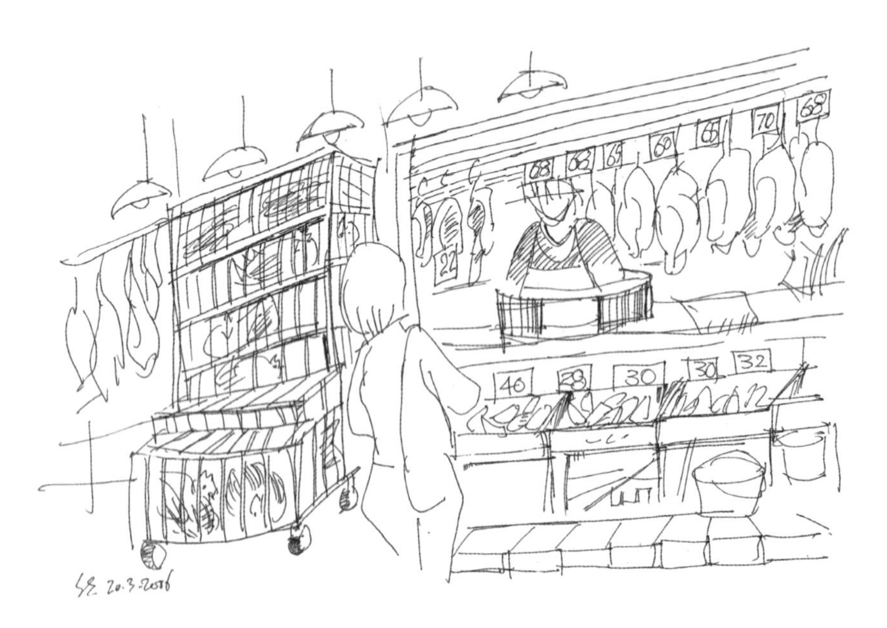

圖 2.1.2

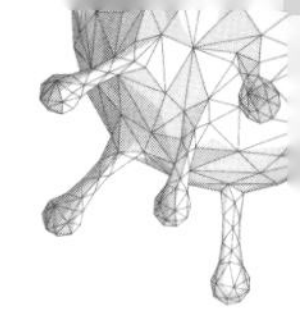

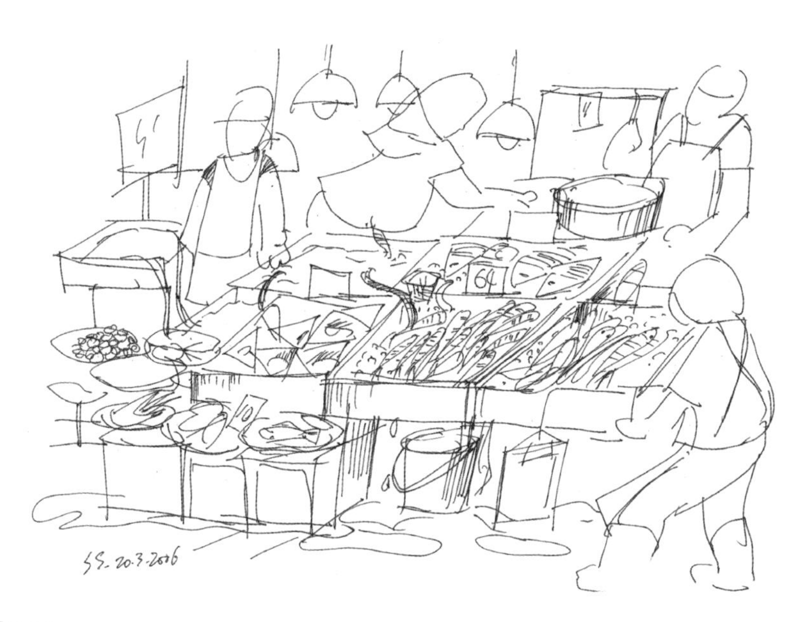

圖 2.1.3

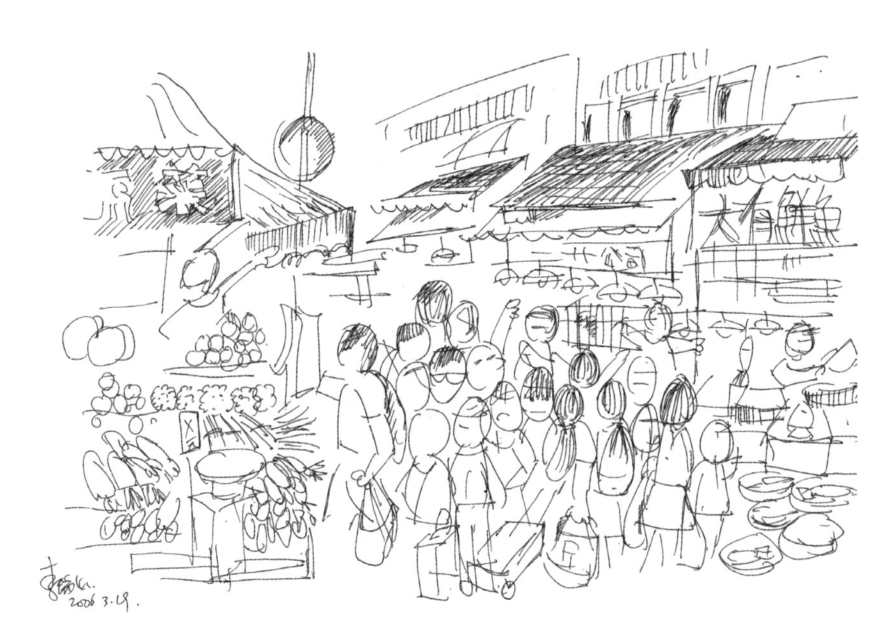

圖 2.1.4

以上三圖可見香港的濕街市是集寄養、屠宰及出售活家禽的一條龍服務中心

岸加強探熱措施，道理在哪裡？專家們更不敢怠慢，每多一隻雞受感染都代表「危機大增」，稍鬆懈的會被定性為「危機感不足」。對於香港最危險的地方（街市），又有多少人關心？曾幾何時，中央屠宰被視為減低香港禽流感的好辦法，不過政策擾攘幾年後，就連當年大力倡議的專家也不再提！

人類社會並不只屬於人類，是很多生物共存的大森林。在森林中行走本來就不擔保安全，而森林裡又有農場，農場的操作比森林還要混亂。諷刺的是人們只關心其他人的農場防疫不力，埋怨警報不夠響亮，忘了自己身處農場，不願制定影響自己的農場守則，而農場外還有森林，身為動物的人類也忘了森林公民的責任……

原文載《醫藥人》，2006 年 6 月

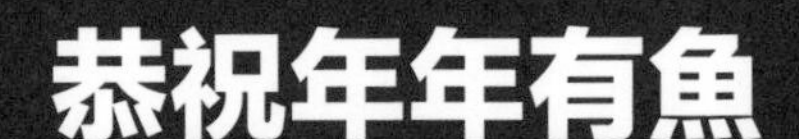

恭祝年年有魚

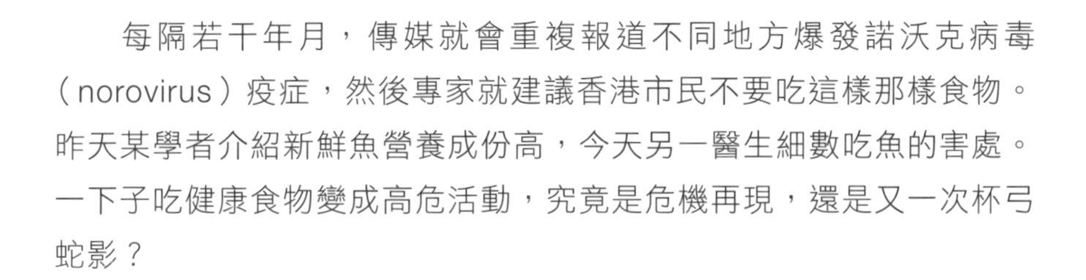

每隔若干年月，傳媒就會重複報道不同地方爆發諾沃克病毒（norovirus）疫症，然後專家就建議香港市民不要吃這樣那樣食物。昨天某學者介紹新鮮魚營養成份高，今天另一醫生細數吃魚的害處。一下子吃健康食物變成高危活動，究竟是危機再現，還是又一次杯弓蛇影？

禽流感、沙士、豬鏈球菌、諾沃克病毒……這些年來此起彼落的疫症危機有著同一特點──都是和人類的飲食有關。飼養禽畜是人類社會發展不可或缺的一環，人口膨脹增加了對食物的需求，稍一不慎便會為動物建立疾病溫床，更造就了微生物在動物和人群之間相互傳播。出現問題的不一定是養魚，而是來自深海的魚獲，究竟還有什麼食物是健康的？

魚沒有病

2007 年日本幾百萬人感染諾沃克病毒，該次看似遙遠的疫症觸動不少香港人的神經。旅行社急急更改日本團的餐單，好讓團友安心報名，一眾專家建議市民少吃這樣那樣，要注意衛生云云。每當媒體報道魚生高危，餐廳自助晚餐平時需要排隊等候配給的肥美魚生，突然乏人問津。取魚生回餐桌品嚐之際，同行的親友總是禁不住問：「魚生不是很危險嗎？ 難道醫生不怕？」我的答案也夠他們摸不著頭腦：「我以前和今天都吃魚生，怕的程度一樣，沒有多了或少了。」

諾沃克病毒並非魚類傳染病。這小小病毒 1968 年首次在美國俄亥俄州某同名地方被發現，不是今天才誕生的。當年的一群感染者患流行性腸胃炎，經追蹤從患者的糞便檢測出諾沃克病毒。諾沃克病毒不大可能只有短短數十年歷史，只是過往一直潛藏人類社會未被發現。科技發達令我們在過去幾十年開始逐漸認識病毒真相，帶來今天「很多新病毒」的錯覺。

諾沃克病毒有什麼獨特的地方？和其他腸道傳染病差不多，它通過沾了病毒的食物由人傳給人。假使吃的是魚，即使食物本身並沒有受到感染，只要受感染的人手或其他身體部位沾了病毒，弄髒了魚食品，便足以為另一人或多人在吃同一食物時帶來病源。諾沃克病毒是經口糞途徑（orofaecal）傳播的腸道傳染病病原體，因此受感染者的糞便往往是最重要的感染源，疏忽衛生顯然是諾沃克肆虐的主因！

誰有病？誰沒有病？

既然跟一般腸道感染方式相若，為什麼唯獨是諾沃克可以這般普遍？因為諾沃克病毒傳染性極高，患者的嘔吐物中有千千萬萬顆病毒，只需十顆就足以傳播給另一人。這點十分重要，不要以為有病毒便有感染，其數量是傳染性高低的重要指標。舉另一個例子：儘管愛滋病對很多人來說十分可怕，但如果感染者體內病毒量相對不算很多，分泌物內病毒量也寥寥可數，除非有所謂「體液交換」，例如性行為，否則傳染性不算高，不然全球感染人數何止數千萬？諾沃克病毒剛好相反，可以帶來全球性的瘟疫（已經多次發生）。此時你可能會問，那麼受諾沃克病毒感染的地方患者人數動輒上百萬，醫院怎

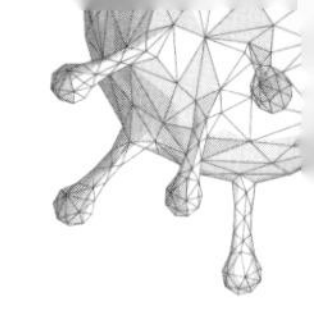

可能應付？幸而諾沃克殺傷力低，病況一般輕微，有些人甚至會全無病徵，而且沒有長期併發症。

有趣的現象是：諾沃克曾為不少郵輪帶來麻煩，觸發一次又一次的大規模疫症。可以想像一群遊客共在一艘船上生活多天，起居飲食在一起，由食具到食物其實都是「共用」。如果船上有一人感染，嘔吐物處理不妥善，很快便會傳給數人或數十人。假使未被發現，又沒有好好消毒環境，幾何級數的擴散似乎無可避免。日本去年便發生郵輪疫症，而歐洲過去十年也發生多次。另一方面，諾沃克會在各國老人院舍、幼兒院、醫院等地方爆發，道理也是一樣。由於老人家、幼兒和醫院病人都有不同程度的免疫力毛病，染了諾沃克病毒後病況較重，控制病源亦有其難處，但總不能動不動關閉服務吧！2020 年初新冠病毒在一些郵輪上出現爆發，也是由於乘客長時間在同一空間所致，儘管主要是呼吸系統感染，但也有因環境受到污染而造成口糞傳播的危機。

諾沃克和愛滋比試

一位同事認為：「從人類行為的角度看，腸道感染和性病或愛滋病相似！」這話從何說起？性病從性行為開始，是人與人之間歡愛關係的演繹方式；腸道感染從吃東西開始，是在資源豐富的時代，現代人在美食上追求口腹之慾；兩者都是從歡樂出發，但樂極生悲。吃魚生的香港人是因為喜歡魚生的味道而進食，吃「油魚」的也是因為牠和鱈魚一樣，貪其美味可口罷了。還有喜歡吃肥美珊瑚魚的也得冒著中雪卡毒的危險品嚐深水海魚，這一切當然不是只為了充飢。

古代或貧窮社會進食的用意是維生，惡劣環境下不容許太多選擇，然而腸道傳染病仍然可以因衛生條件差而發生。吃美食的現代都市人，同樣地可以因為食物處理不夠衛生而帶來諾沃克病毒等感染。動機不同，結果相若，但有趣的是防控策略有異。貧窮國家預防腸道傳染病的重點在潔淨水源、促進環境衛生、一般公眾教育等。發達國家及地區則不同，既然明知不可能改變人類的行為模式──總不能勸戒市民煮熟魚生來吃呀，那麼就要從美食行為開始。還記得政府推動中央屠宰雞隻的建議，阻力十分大。情況有如預防愛滋病所推動的安全性行為行動一樣，真的談何容易！

權宜之計？

既然食物安全如此重要，除了要求市民注意衛生外，政府還可以做什麼？議員大人最喜歡提議加強管制，加密食物抽查。於是乎，抽查的樣本數量由幾個提升至幾百個，次數由每週一次增至十次，檢查細菌甲的程序擴展為細菌甲乙丙加病毒丁……然而，不要忘記這種想當然的方式是沒有絕對標準的，只要疫情不減，又會有要求增加巡查這個那個、多驗這樣那樣、批評某測試怎樣無效，是永無止境的。更重要的是，多十倍測試並不等於食物的安全性高了十倍。

國際間有一套名為 HACCP 的系統性方法，為保障食物衛生提供客觀標準，所針對的不是某某病毒，更不是什麼什麼食物，而是從程序出發（圖 2.2.1）。HACCP 是「hazard analysis and critical control point」（危害分析和關鍵控制點）的簡稱，名稱很長但理念十分簡單：食物從源頭到餐桌是一個長長的流程，中間有些關卡被定為控制點，設置控制措施，可以大大減低不衛生食物的出現。以魚生為例，與其測試每件食品的諾沃克含量，HACCP 著眼於規定魚的來源、運送時間、溫度、廚房空間、某廚具放置地方和清潔方式等。這些措施其實都是將傳統智慧系統化的結果，沒有什麼高科技成份，對很多城市人或傳染病專家來說太平凡了。專家往往建議怎樣利用昂貴儀器測

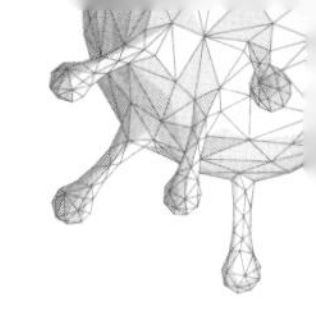

試病毒基因，而忽略評估關鍵控制點的有效性，後者所需要的是科學態度而非科學儀器。事實上，著眼於某病毒是不智的，今天我們關心諾沃克，明天擴散的是另一病毒。情況又和愛滋病相似：安全性行為比病毒疫苗更有效預防愛滋病，而使用安全套和 HACCP 在邏輯上是何等相似。

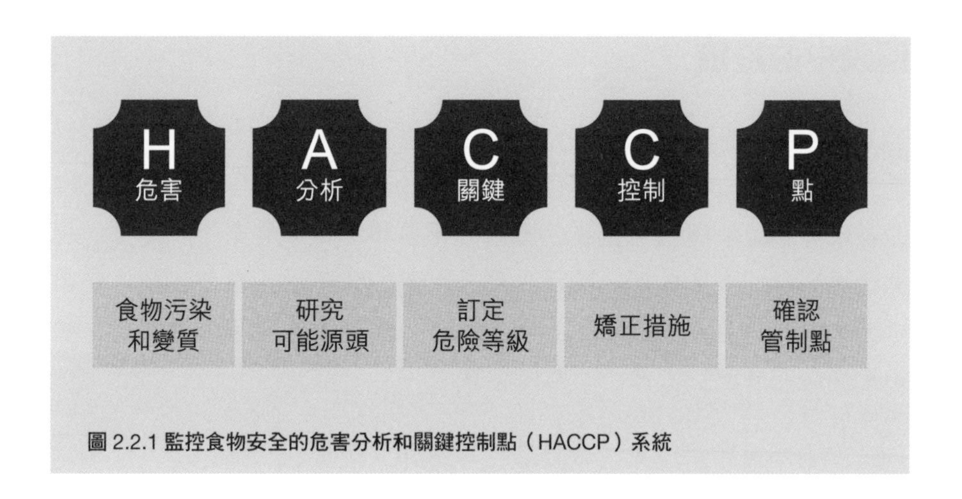

圖 2.2.1 監控食物安全的危害分析和關鍵控制點（HACCP）系統

前文提到我「大膽」吃魚生的經歷。我並不比任何人勇敢，只是應用 HACCP 的邏輯罷了。既然魚沒有生病，我關心的是食物處理程序，選擇有衛生保證的餐廳和食物來源，而非關注當時流行什麼疫症。情況和預防新冠病毒一樣，戴口罩的正確心態應是有呼吸道感染的患者自律地戴起口罩，而非人人基於恐怕受感染的心態而在街上配戴！

原文載《醫藥人》，2007 年 2 月

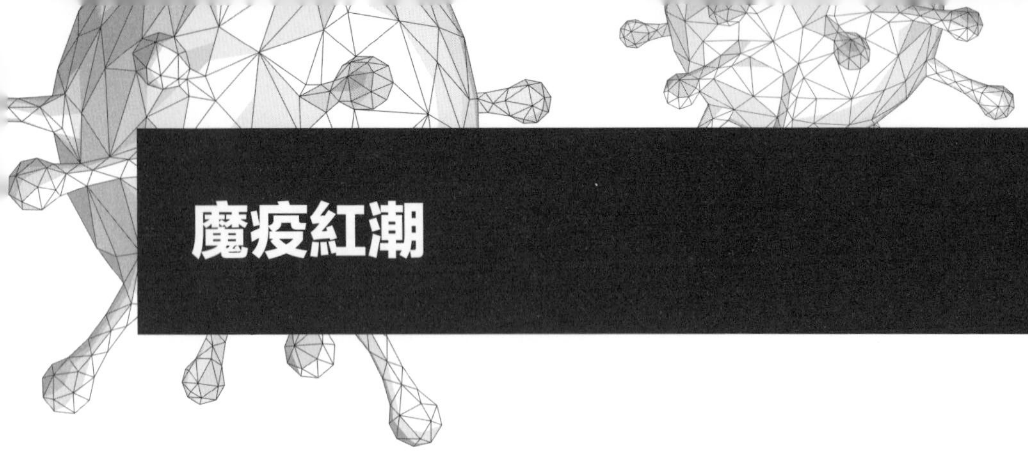

魔疫紅潮

傳說中的疫症

《舊約聖經》〈出埃及記〉（Exodus）記載：上帝為了向埃及人顯示力量，帶來十場瘟疫，最後法老王釋放希伯來奴隸，摩西順利領導他們離開埃及。事情發生在公元前一千多年，當中的第一次瘟疫，是上帝將尼羅河變成血河，除了令成千上萬的魚死去，更使埃及人無水可飲。電影《魔疫》（*The Reaping*）以《聖經》所載瘟疫為題材，當中不少血流成河的影像，有點觸目驚心。

歷史學家和科學家在分析這件事情時，懷疑血河極可能是紅潮的一種！紅潮其實是一大片浮游藻類微生物（phytoplankton）。它們既是微生物，又像植物一般懂得以光合作用（photosynthesis）製造食物，是水上生物的主要食糧。雙貝海產以過濾方式攔截水中食物，故此體內存有大量浮游微生海藻。平時微生海藻浮游在水中數量雖多，但由於太過細小所以並不顯眼。當一整片浮游微生海藻走在一起時，所含的色素便變得濃烈起來，成了偶爾出現的紅潮。

海藻含有可致病毒素——麻痺性貝毒（paralytic shellfish poisoning toxin, PSP），毒性和海藻數量成正比。試想一隻貝類海產過濾上億浮游微生海藻，假使水中海藻數量增多，人類喜歡進食的扇貝自然成為食物中毒的泉源。過去二十年，傳染病一次又一次的發生在家禽或人類身上。某天宣布不能吃雞，還來不及解禁又輪到勸喻勿

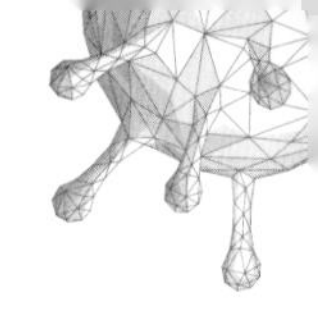

吃豬，不到幾個月又有中毒淡水魚……是上天跟我們作對嗎？媒體多年前報道有毒扇貝流入香港市場，政府專家和學者均警告市民暫時不要吃扇貝和其他雙貝類海產，其所含的麻痺性貝類毒素可導致嚴重後果！扇貝事件將平時相對安全（只需要煮熟便可）的貝類食物打進冷宮，不禁令人懷疑是否《聖經》所載的末日將至。

是天災還是人禍？

有毒扇貝和紅潮有關嗎？雖然海藻種類繁多，但導致紅潮出現的只有其中若干品種，而有毒扇貝的出現實際反映了產區海面有大量海藻類生物浮游。為什麼海藻會增多？海藻和其他生物一樣，需要適當的養料和環境，當中陽光更是不可或缺。沒有陽光便沒有光合作用，海藻一般在海面浮游的原因是要佔有利位置吸收陽光。其次重要的是一些生長元素，當中包括二氧化碳、磷酸、亞摩尼亞和氮化合物等。當幾種元素聚集一起時，浮游海藻便會進入快速生長期，不過在正常循環下，浮游海藻增加，水域的養料也會逐漸減少，所以它的生長是不會無了期下去的。所謂海藻生長其實是指它急促繁殖，假如配合風勢和適當溫度，更可以快速擴散。

自然的陽光、一般的養分……這都不是造成鋪天蓋地的紅潮的主因。事實上，人類城市排放污水，才是浮游海藻出現的一個重要誘因。城市是人口密集的地方，我們每天工作吃喝玩樂，同時產生的排泄物分量驚人。城市人居住的地方都有沖廁設備，只要輕輕按鈕，什麼排泄物都消失於無形。加上現代人厭惡糞便的程度很高，如廁後無不急急離去。沙士和新冠病毒疫症期間，專家都建議如廁後馬上將抽水馬桶蓋上，連看多一眼也怕會帶來新感染。不要以為厭惡性的東西會自此蒸發。其實糞便會隨污水被沖到大海，但是大海並不是離我們很遠，我們視為廢物的東西更令海岸線所含「養料」增加。多了養料，自然刺激有毒海藻生長。如果紅潮和其他海藻湧現是災難，那麼這是人為而不是天意！

何必偏偏選中扇貝

為什麼會是扇貝？城市發展帶來密集的人群，要糊口的人成千上萬計，所需食物的分量也因此大得十分驚人。我們已不能回復原始社會的運行模式，單靠狩獵或後院耕種是不足以維持城市人口的生命，你我每天所吃的食物幾乎全部來自大型農場和機械生產。扇貝是海產食物，但絕不是由漁民一隻一隻捉回來，而是來自企業化的養殖場。這些養殖場不會建立在海洋中心，而是靠近海岸線，即是上文提及的容易受污染水域。因此，紅潮或任何海藻群的滋生，自然容易影響到這些和農場沒有兩樣的養殖場！

有趣的是貝類海產的健康並沒有受海藻影響，牠們並不是受細菌感染，只是過濾了大量浮游微生物並在體內積存。所以說，扇貝其實沒有病，中毒的是人類或其他吃扇貝的動物。在這件事上，人類似乎是自作自受了：糞便被沖出海岸線，促進了有毒海藻的生長，而扇貝養殖場又在附近海面，為愛吃海產食物的人帶來中毒的大好「機會」。

扇貝中海藻毒的情況可以預測嗎？這是政客最喜歡問的問題，而且預設答案：「政府監察不力，缺乏信息交流。」其實有毒海藻有過千品種，現時沒有絕對有效的預警系統。各國官方和民間團體有不同研究，提供有關海藻生長數據，但是絕對預測不到什麼地點時間會有危險性。本地也有紅潮的研究活動，對我們了解海洋生態甚有幫助，但也談不上預測！

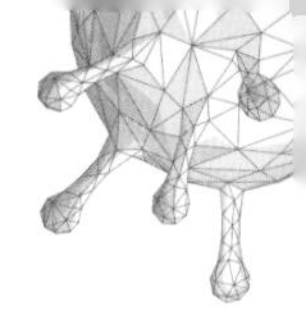

大銀幕的小啟示

電影《魔疫》對某些觀眾來說可能只是提供了娛樂和感官刺激，沒有考究內容。電影的演繹反映出編劇確實做了不少資料搜集，這種認真的處事態度可以打動人心，最少刺激了我重讀《聖經》，也促使我思考紅潮的公共衛生意義。不過有宗教人士可能會覺得反感，認為是譁眾取寵，有斷章取義的嫌疑。但無庸置疑地，大銀幕有其震撼力，也使我們透過電影這個媒介去更加認識社會。

原文載《醫藥人》，2007 年 6 月

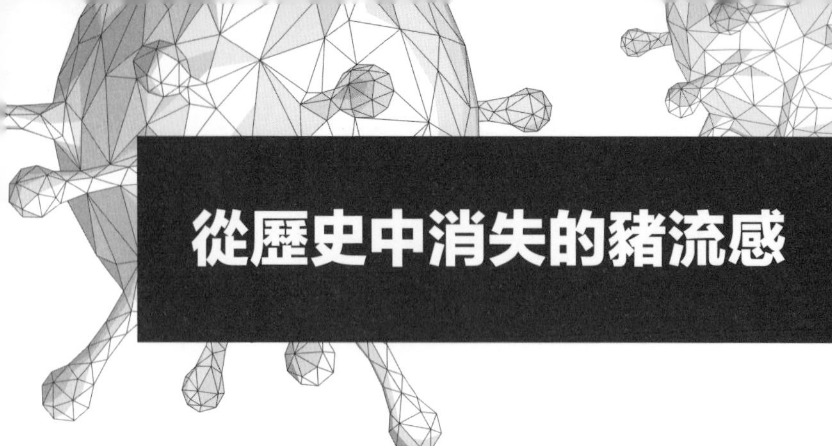

從歷史中消失的豬流感

流感大流行

大流行（pandemic）是指全球性的傳染病疫情。儘管地方性的流感每年出現一至兩次，流感大流行並不常見。過去一百年，地球見證了四次流感大流行，分別是 1918 年的西班牙流感、1957 年的亞洲流感、1968 年的香港流感和 2009 年的甲型流感（H1N1）pdm09（pdm 是 pandemic 的縮寫）。流感大流行的疫情時間可不短，每次跨越大概兩年。前三次大流行都以地方命名，只有 2009 年的流感以病毒類型稱呼。2009 年的甲型流感（H1N1）pdm09 病毒相信最早是源自墨西哥，其後在美國擴散。2009 年大流行的原名是豬流感（swine flu），但這個名稱已隨著歲月消失。

論盡豬流感

流感病毒侵襲的並不單是人類，還有禽鳥和不少哺乳類動物，當中包括了人類飼養的豬隻。野鳥在自然界聚集，引起病毒相互傳播。農場畜養的家禽和豬隻在同一環境生長屠宰，是促使病毒傳播的好場所。人類聚居的地方，離不開畜養家禽豬隻的農場，於是在人類之間傳播的流感病毒，偶爾有機會和其他動物的病毒走在一起。不同的病毒基因互換位置，造成洗牌效應，產生了人類以前從未碰見過的新流感病毒。2009 年的新流感病毒，包含了豬、禽和人的流感病毒基因，當中拼合了當時在歐亞的豬流感病毒，故此被稱為豬流感。

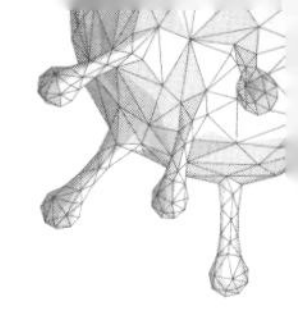

經過深入研究，2009 年所謂的豬流感病毒其實和一般在人群傳播的甲型 H1N1 流感病毒相似，只是基因組合出現變化[1]。由於人類缺乏對新病毒的免疫力，病毒於是一傳十、十傳百的造成流感疫症，再演化為大流行。2009 至 2010 年間，感染新病毒的人估計有七億至十四億，佔全球總人口的一至兩成。這個數目比1918至1919年感染西班牙流感的五億人還要多，但當時的總人口數目不同，所以感染比例並不一樣。世界衛生組織估算因甲型流感（H1N1）pdm09 病毒死亡的人大約二十八萬，和每年因季節性流感死亡的二十五萬至五十萬差不多。這些數字説明了當年大流行的只是新型的人流感病毒，其基因組合其實跟以往流行的流感病毒是差不多的，並非什麼新型的「豬流感病毒」。

美國輸出豬流感？

2020 年武漢出現新冠病毒引起的肺炎疫症，不消半年已演變為全球大流行（pandemic）的瘟疫。美國防控不力，將矛頭指向中國，認為是中國輸出新冠病毒。這個論調其實似曾相識：上一次全球大流行的疫症是甲型流感（H1N1）pdm09，亦即豬流感。事隔十年，還記得當年報章大字標題是「美國輸出豬流感」！

回望 2009 年 4 月中旬，人類豬流感疫症擴散的初期，國際間的報道大致維持統一口徑。到了 5 月，情況開始有變。傳媒虎視眈眈，要看哪些國家面對疫症先出洋相，還要為所有國家排名，看誰沒有中招！當日本發現第一個個案，香港報章刊載的是幸災樂禍的字句，

1 文獻分析 2009 年的「豬流感」疫情，得知所涉的病毒是由豬中傳播的幾種病毒衍生而來，推斷病毒的重組在疫症爆發前幾年發生。
Smith GJ, Vijaykrishna D, Bahl J, Lycett SJ, Worobey M, Pybus OG, Ma SK, Cheung CL, Raghwani J, Bhatt S, Peiris JS, Guan Y, Rambaut A. Origins and evolutionary genomics of the 2009 swine-origin H1N1 influenza A epidemic. *Nature* 2009;459（7250）:1122-5. doi: 10.1038/nature08182.

而非中肯報道另一民族抗疫策略。是民族優越感作祟罷了，有關中國第一例報道不僅沒有批判性，還附和政府官方語調，多少埋怨病者忽視申報表格。後來個案數字大增，連美國也放棄計算確診病例數目，引起傳媒矛頭轉向，認為美國並不積極抗疫，有輸出流感的嫌疑。

讓我們從平常心出發，重新解讀美國當年數據。2009 年截至 5 月 12 日，美國確診個案超過三千宗，遍佈四十五個州。由於診斷需時，等候確診人數相信數以千計。疾控專家心中有數，甲型流感（H1N1）pdm09 病毒已經在美國全面擴散。另一方面，流行病學家估計墨西哥 4 月下旬已有二萬三千名病者，而病毒已經繁殖了幾十個世代，死亡率為 0.4%。疫情有變，調整監測方法是順理成章，而非降低要求。精確計算確診病例數目的其一目的，是為隔離檢疫提供基礎。始終對付一種近似季節性流感的疫症，總不能停留在隔離檢疫。

國施國法

當年坊間認為美國不「阻止」甲型流感（H1N1）pdm09 病毒輸出，是有違國際原則，是沒有道義的做法。不過事實上，檢疫從來都是檢入不檢出，美國並沒有背道而馳。2003 年沙士一役，各國加強邊境防疫，當中包括了疫病申報和探熱。這些程序都是入境前做的。從科學角度，出境前檢查確實比入境申報有效得多。可笑的是，這種明知效力有限的入境措施從來不見有人有什麼意見，香港澳門台灣中國內地也是一樣。究其原因，國家行為一向都是唯我獨尊，防人不防己的大道理。與其説美國違章，不如透過聯合國協商邊境防疫的共同原則。

甲型流感（H1N1）pdm09 病毒殺到香港，政府的政策取態明顯是防患為先。2009 年 5 月初關閉酒店，是由於恐防病毒會像沙士一般擴散而決定的，並沒有什麼科學理據支持手法的成效。當時連科學家

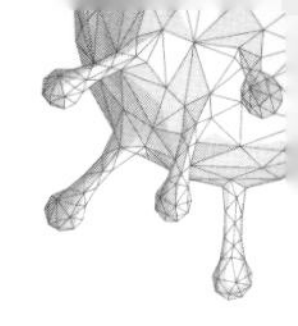

也搞不清楚病毒的破壞力，更不明瞭它的傳播效率，防患未然自然有其道理。後來追蹤外地傳入個案、七日隔離、指責美國未盡力防止輸出豬流感，也是防患為先，沒有科學實證為後盾。雖然新流感殺傷力不算太大，但是病人定必增加，會對醫療系統造成壓力。隔離檢疫需要很多資源，醫護人員疲於奔命容易令系統癱瘓，切忌作繭自縛。最有效的預防仍是注重個人衛生，當中的一環是配戴口罩。不過，要戴口罩的是有流感病徵的人，不是街上每一個人。最後，最有效的方法是能讓市民安心但不至於令社會停頓的措施。流感疫情只可以減慢，不可能逆轉。

還有豬流感嗎？

甲型流感（H1N1）pdm09 大流行過後，「豬流感」一詞逐漸在媒體的報道被淡化。醫學文獻記載的是甲型流感（H1N1）pdm09，以免和真正在豬隻間傳播的豬流感病毒造成混淆。2010 年推出的針對甲型流感（H1N1）pdm09 病毒的疫苗，全球接種的比率很低，可能很多人仍然介意病毒的源頭是豬，所以擔心新疫苗對人的身體有不良反應。事實上，針對甲型流感（H1N1）pdm09 的疫苗未被放棄，而且早已合併到每年接種的季節性流感混合疫苗。

至於已正名為甲型流感（H1N1）pdm09 的「豬流感」病毒，在 2009 至 2010 年的大流行過後，繼續以季節性流感的角色在各地傳播。2020 年的冬流感季雖然間接受對抗新冠疫情措施影響，大眾的衛生意識提高，令很多地方的感染個案大幅下滑，但我們也不可以掉以輕心，甲型流感（H1N1）pdm09 仍是在社區傳播的主要流感病毒！ 它從來沒有離開過我們……

原文載《明報》，2009 年 5 月 24 日

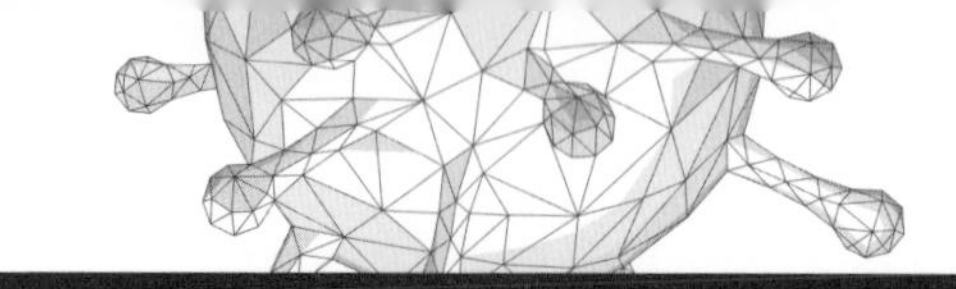

動物世界：那麼遠，這麼近

曾在乘坐地鐵時被一個聯合國機構廣告牌的字句吸引：「全球有三千萬人感染麻疹，每年四十萬兒童因而死亡。」麻疹（measles）殺傷力大，在發展中國家幾乎無人不認識。曾幾何時，麻疹是我們社會的一部分，上一代不是曾教導過要「出過麻」才會長大嗎？ 通過多年普及疫苗注射，感染麻疹不再是必然。有沒有想過，麻疹其實是動物傳染病？

今天人類社會面對的傳染病，不少來自其他動物，麻疹只是其中之一。這現象並不奇怪，幾百年前所發生的鼠疫，也不就是來自老鼠！ 帶鼠疫菌的跳蚤原本只在鼠類等的囓齒動物之間傳播，但隨著人類社會發展，鼠蚤跳到密集的人群身上，從此造成巨大災難。十四世紀的黑死病，奪去三分之一歐洲人的生命。鼠疫與香港極有淵源，1894 年細菌學家 Yersin 在香港發現致病的細菌，故此鼠疫菌及後被命名為 Yersinia。他的青銅肖像雕像，自 2009 年樹立在香港醫學博物館的小花園。動物傳染病打擊人類的例子還有禽流感、沙士和 2019 新冠病毒，究竟是動物「過界」，還是人類「失守」？

人和禽畜的關連

人類社會發展和傳染病的出現，有著千絲萬縷的關係。原始人類穴居野處，縱使衛生條件差，細菌滋生，但並不代表疫症頻生。我們

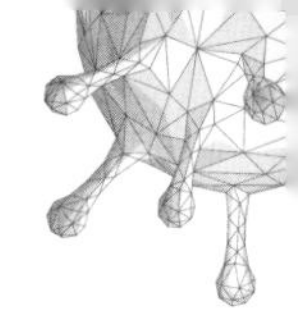

的祖先除了狩獵外，長期接觸動物的需要並不多。農業社會的誕生，衍生了兩個問題：其一是人與（某些）動物的距離拉近了，牠們的疾病也容易帶給我們；其二是這些動物逐漸變成家禽。家禽的特點是數量多、大多是同類，且極為近似。從科學角度，務農就等於人類促使動物近親交配。我們常談及的什麼「肉質好」的雞、「肥美」的牛肉，不就是在農場裡進行「自然」的基因改良程序，為我們製造出來的高質食物？ 今天各地的基因改造食物，也是同一概念的新科學版本，本質相同。當每一隻豬和其他豬越來越相似，基因結構幾乎完全一樣，染上傳染病的風險一致，那麼繼續擴散的危機也越大。痳疹就是很多很多年前牛或其他禽畜間傳播的病毒，繼而傳到人類身上。

到了今天，人和禽畜相處已久，某程度上互相適應，加上現代農場執行嚴謹的感染控制措施，直接產生交叉感染的風險尚不算很大。不過，世界各地農場的規模並不劃一，感染控制措施各異，為禽畜和野生動物提供了接觸的機會，引發傳染病滋生。1999 年，馬來西亞二百多人受立百病毒（Nipah virus）感染，引發腦炎，一百零五人死亡。立百病毒原來是豬隻傳染病，蝙蝠偶然受感染，再轉而傳到人類身上。同期新加坡有十一人感染立百病毒，全部與屠房工作人員有關。馬來西亞因而銷毀一百萬頭豬，而事件亦引起政治危機。2005 年四川爆發豬鏈球菌（*Streptococcus suis*）疫情，原先是豬隻互相傳播細菌生病，後來二百多個養豬的農民也受到牽連。豬鏈球菌原本是影響豬的病原體，但是由於農村的衛生環境欠佳，同一細菌透過傷口轉移到農民身上，引發敗血症等致命病症。可見因禽畜而起的傳染病此起彼落，並不罕見。人類的繁殖力不弱，當人口不斷上升，為了糊口，飼養禽畜是不能避免的，貧窮地方的後院農場（backyard farm）造就了禽畜和野生動物的接觸，要取締談何容易。

蝙蝠非福

蝙蝠（bat）是好幾種傳染病的中介動物。瘋狗症病毒感染大都來自犬隻，而每年全球因病致死的有數萬人，大部分在非洲和亞洲地區。類似病毒在蝙蝠身上並不罕見，美國、澳洲，甚至新西蘭也曾有個案報告。2003 年的沙士疫症，病毒的宿主似是蝙蝠，再由蝙蝠帶給果子狸，而人類則從果子狸感染沙士病毒，造成香港三百人死亡的疫症。2019 新冠病毒的源頭相信也是蝙蝠！

為何會是蝙蝠？蝙蝠是哺乳類動物，與其他很多哺乳類動物相似，例如人類飼養的豬牛，或是我們十分熟識的貓狗等。動物傳染病也以宿主分類，假使細菌或病毒趨向某魚品種，它「意外」地跳到另一魚品種自然比跑到貓狗處的機率大。既然人類和蝙蝠同屬哺乳類動物，兩者之間的傳染病亦某程度上較接近，在蝙蝠身上的病毒也會到人類身體找機會。況且蝙蝠會飛，是唯一會飛的哺乳類動物，覓食可去的地方自然較多。香港是十分城市化的地方，見到蝙蝠的機會少，很多小朋友可能只知蝙蝠俠，不知蝙蝠是何物。相反，其他國家很容易碰到蝙蝠，我有次在澳洲悉尼一公園內見到一群在樹上棲息的蝙蝠，好不壯觀！

超級城市

農場不是動物傳染病在人類世界肆虐的唯一因素，只要人口密度高，微生物從中找到宿主的機會自然大，在適當的條件下疫症便會爆發。人口眾多的城市是疫症溫床。超級城市（megacity）指人口高於一千萬的市區地方，1950 年的時候全球僅有紐約一個，今時今日已增至三十多個，且不少位於發展中國家。人多好辦事，不過人口眾多也會產生大量廢物和容易造成污染問題，當環保措施跟不上的時候，

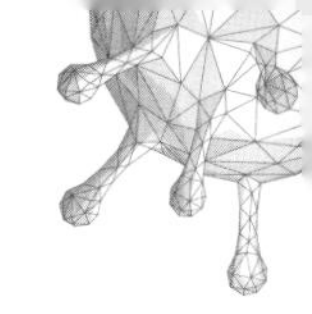

可以弄得十分糟糕。人和人的接觸一旦增多，流感發生時也相對容易大規模傳播。超級城市同時必然是交通樞紐，除本地千萬人口外，還有更大數目的過境流動人口，結果把別國的細菌病毒帶到了陌生的人群中間。加上人口密集，促使同一時空下所需的食品大幅增加，一邊廂農產品需求上升，那邊廂農場亦感壓力而增產，加速食用動物的大規模飼養，增加細菌病毒傳播風險。

人類從上世紀開始，逐漸踏進城市化的起居模式。超級城市的數目繼續增多，估計到 2025 年，單是亞洲的將超過三十個。人類霸佔的空間越大，動物回到自然環境生長的機會越少，人與動物和諧共處變得越來越遙遠。一些崇尚自然的人覺得應回到老子所提倡的「小國寡民」生活模式，更推崇透過接觸其他人及動物產生免疫，抗拒人工化的免疫接種。道理上這是個人意願，其他人不應干涉，但同時，如果這些措施最後失效就不再是個人問題，這有可能間接令公共衛生措施失守。疫苗對社會的保護功能與覆蓋面成正比，假設部分人堅拒接受注射，病毒便有機可乘，繼續擴散。加上城市人口平時根本很難自然免疫，這些「機會性」感染的殺傷力頗大，看第三世界死於麻疹的人數之多便可得知。地球的城市化已經走上不歸路，新興或再發傳染病出現的機率只會有增無減，要尋出路也得找新辦法。所以說，人和其他動物的關係是那麼遠，又這麼近。

原文載《醫藥人》，2007 年 1 月

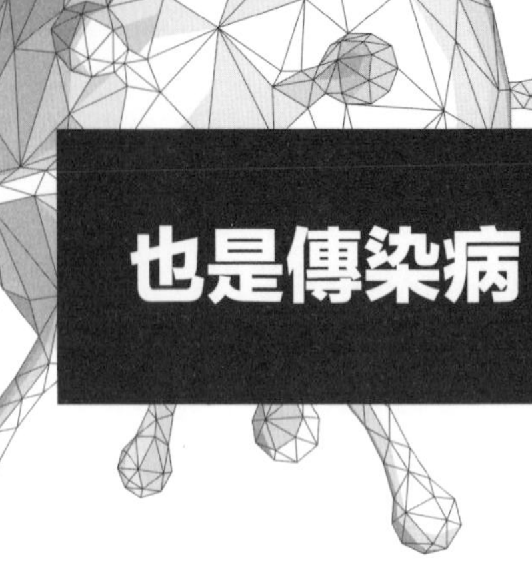

也是傳染病

2005 年諾貝爾醫學獎得主是兩位澳洲醫學專家 Robin Warren 和 Barry Marshall，他們憑藉細心觀察和鍥而不捨的精神，最終證實幽門螺旋菌（*Helicobacter pylori*）是胃潰瘍的元兇，打破多年來胃酸引致胃潰瘍的理論。胃潰瘍也由於他倆的研究躍身成為傳染病。全球患潰瘍的人口眾多，幽門螺旋菌也因此搖身變成全球首屈一指的致病細菌。

韌力十足的螺旋菌

顧名思義，幽門螺旋菌是指在幽門（pylorus）位置生長的螺旋狀細菌。幽門是胃的末端，通往十二指腸（duodenum）的門檻，食物從口腔經過食道進入充了胃液的胃臟，進行消化程序的初步工夫。螺旋菌施展渾身解數，在幽門產生慢性感染，刺激胃中部地帶分泌過量胃酸，從而令到十二指腸和胃等部位發生潰瘍。不過，50% 以上人類胃幽門有螺旋菌，但並非每個人都患潰瘍。

奇怪的是，胃酸的酸性頗高，幽門螺旋菌居然可以舒適地生長和繁殖，實在不可思議！胃酸的酸度（pH）大概 2 至 3，和檸檬汁差不多，很難想像一種生物長期浸在檸檬汁裡面……坊間偶然傳來以檸檬汁「消毒」食物，洗衣粉清潔劑廣告更經常以包含檸檬成份，能加強潔淨功能以作招徠。細菌就是有如此這般的特異功能，能在更極端環

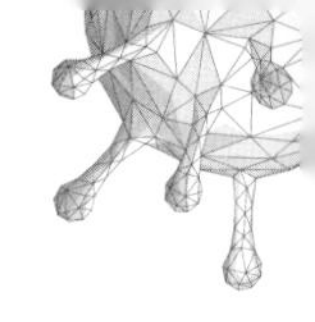

境生長。一些探險家所嚮往的寒冷異常的極地，還有深海，甚至酷熱的沙漠，都曾經發現過細菌的蹤跡。從生物進化的角度看，細菌比人類的歷史更加久遠。小小的一顆細菌可能不起眼，但數以億計的細菌聚集一起，可以產生的破壞便不簡單。為什麼幽門螺旋菌可以不怕胃酸？原來它們躲藏在胃壁所分泌的黏液（mucus）內，還懂得產生酵素將胃液中的尿素（urea）分解為鹼性的化合物，化作一團包圍細菌的保護罩，讓它們舒適地在極地生長！

傳說幻滅

上世紀八十年代我剛從醫學院畢業，還記得當時的跨國藥廠每天向醫院推介的新藥離不開三大類：抗生素、風濕止痛藥、胃藥。胃藥的市場很大，新一代的胃藥正是八十年代面世的。過往的胃藥都是大大片要咬碎嚥下的制酸劑，便宜有效但並不方便使用，而坊間的自然療法亦離不開喝牛奶等鹼性食物，藉以中和胃酸，達到止痛的效果。多少年來，無論是醫療工作者或是普羅大眾對胃酸引致胃潰瘍的理論深信不疑，八十年代以前的醫學教科書根本沒有什麼螺旋菌。病情嚴重的病人接受手術割除分泌胃酸的部分胃臟，這種療法今天的病人可能會覺得有點天方夜譚，十二指腸潰瘍需要切去的不是患處而是附近的胃，可想而知胃酸理論當時已經根深蒂固。八十年代推出市場的新胃藥目標是胃臟的 H2 受體，免其受組織胺（histamine）刺激而產生胃酸，病人一般只需每天一兩次吞服藥丸而無需多次咬碎頗硬的制酸劑。

當年的新一代的胃藥很快便成為治療胃和十二指腸潰瘍的標準，而且陸續有同類的新藥推出市場，就連醫科教科書的相關內容也要改寫。幽門螺旋菌其實是差不多同一時間被發現，先是 Robin Warren 在大概 1979 年間發現約半數胃病病人的胃組織中有呈螺旋狀的細菌，繼而 Barry Marshall 在一百個活組織檢查樣本得出同樣發現。1982 年兩人所屬的澳洲 Royal Perth Hospital 終於成功培植幽門螺旋菌，他們的結果於 1984 年在著名醫學雜誌《刺針》（*The Lancet*）發表。

既然細菌感染是病因，藥物治療也經歷大轉變。醫學研究亦證明制酸劑只能治標，抗生素才是治癒胃和十二指腸潰瘍的藥物。現時的標準治療方案是混合使用二或三種針對幽門螺旋菌的抗生素加上新一代制酸藥，理念和醫治愛滋病所用的雞尾酒療法接近。不過治療愛滋病所需的是二或三種抗病毒藥，而非抗菌的抗生素罷了。不過，並非每一個受幽門螺旋菌感染的人都患潰瘍，最終應否接受治療需進一步的臨床判斷。

為何沒有立刻翻案？

從公共衛生角度看，細菌感染是一種外在因素引起的病症，照理疾病分佈應該和個人胃酸分泌致病的情況截然不同，為何從來沒有人懷疑胃潰瘍病因？翻查文獻，原來很久以前已知統稱「胃病」的潰瘍症在貧窮地區較為流行，但當時只把現象歸咎於精神壓力，沒有人深究其他致病原因。科技也是一個因素，以往「胃病」主要是醫生通過病人病徵描述而斷症，極其量輔以 X 光鋇餐顯影，從來不會考慮進行細菌培植。沒有想過的事情，自然沒有人鑽研……

1984 年的重要醫學文獻沒有立刻為胃病翻案，H2 拮抗劑（H2 antagonist）的普及使用維持了很長的日子。Warren 和 Marshall 的研究結果在醫療系統圈子的認受性並非很高，特別是八十至九十年代之間，可謂舉步維艱。兩人的發現，經歷整整四分一世紀才被確認為突破，實在有點令人唏噓。

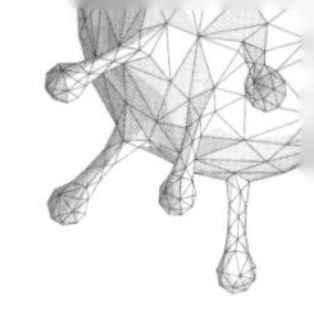

幽門螺旋菌的發現和 H2 拮抗劑的銷售，發生在差不多同一時間。假設 Warren 和 Marshall 的研究結果被廣泛接受，還會有醫生處方 H2 拮抗劑嗎？從八十年代開始，兩種最被廣泛使用的 H2 拮抗劑同屬一間生產商，多年下來總銷售值超過八十億美元。從市場營銷的角度看，的確非常努力。1994 年，第一種 H2 拮抗劑專利期屆滿，生產商成功爭取將該藥轉為無須醫生處方藥物，同年美國國家衛生學院（National Institutes of Health, NIH）確認幽門螺旋菌為潰瘍病的主因，抗生素逐漸成為治療幽門螺旋菌相關潰瘍的藥物。這幾件事情發生的先後次序，純是巧合？

何謂科研精神？

我不認識 Warren 和 Marshall，不能確定二人成功的因素。他們的事跡對從事科研的學者和臨床醫生，似乎有點啟示。須知道，幽門螺旋菌的發現，並非倚靠高科技和什麼原創精神，而是細心觀察，和對觀察結果的執著。他倆還有一股傻勁，敢於挑戰傳統標準，Marshall 為了證實自己的想法，甚至不惜親自吞服幽門螺旋菌！今天的醫學界專家事事從撰寫論文的角度入手，往往實驗未完便大肆張揚，不停在各媒體宣傳自己的發現發明。相對於 Warren 和 Marshall 的研究精神，能不肅然起敬？兩位醫學家願意年復年證實自己的理論，終於守得雲開，建立新的致病理論。

大學研究的資源越來越走商業路線，申請資助時先要清楚指出研究的可能結果。假設 Warren 和 Marshall 今天在香港進行研究，極可能由於研究課題科學性不足而不獲資助，真的有點諷刺。

原文載《醫藥人》，2007 年 12 月

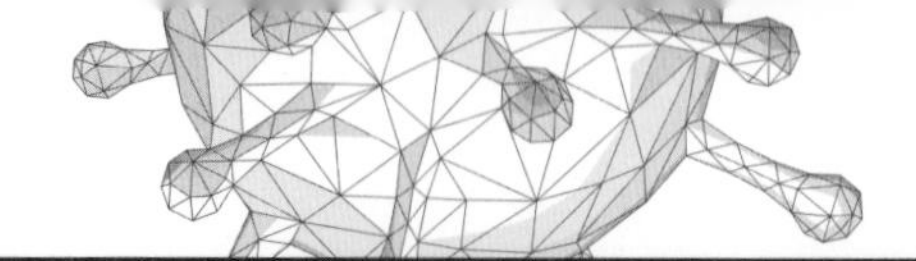

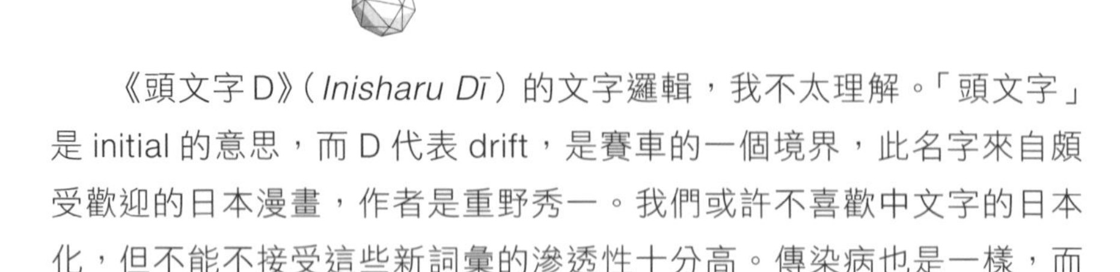

頭文字 A

《頭文字 D》(*Inisharu Dī*)的文字邏輯，我不太理解。「頭文字」是 initial 的意思，而 D 代表 drift，是賽車的一個境界，此名字來自頗受歡迎的日本漫畫，作者是重野秀一。我們或許不喜歡中文字的日本化，但不能不接受這些新詞彙的滲透性十分高。傳染病也是一樣，而傳染病的文字學更是十分有趣！

為愛滋病正名

這話從何説起？愛滋病可以算是我的「職業病」(我專職研究的傳染病)，而它對相關詞彙所產生的影響，自然是我印象最深的。「愛滋病」為什麼中文叫「愛滋病」？這個已成為專有學名的名稱起源我不太了解，而它的原創人姓什名誰亦無從稽考。有云：「愛滋病」由性愛滋生，而「愛滋」與英文 AIDS 諧音，這是意譯加音譯的至高境界。在華人社會中，「愛滋病」並非公認的學名。在中國內地，AIDS 被譯作「艾滋病」，台灣曾譯「愛死病」，新加坡有譯「愛之病」。哪一個最貼切？想是見仁見智吧。

在香港，「愛滋病」是標準詞。縱使致病的病毒 HIV 確稱「人類免疫缺乏病毒」，這學名在市民當中的認受性很低，反之「愛滋病病毒」已不經不覺地成為正統。情況和外國一樣，HIV 並沒有 AIDS virus 那麼通行。還記得上世紀九十年代一位本地學者認為正名極之

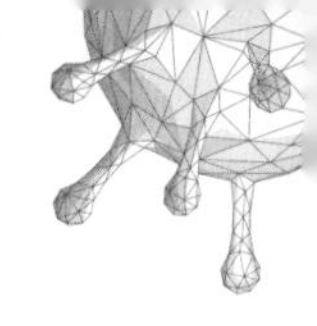

重要，屢次建議改變宣傳品和教材上慣用但錯誤的名稱，認為正式使用科學名稱才能夠減少大眾對愛滋病的誤解。這見解並非人人接受，且對負責宣傳的專家來説絕不可行。試想愛滋病一夜間變成另一名稱的傳染病，所產生的混亂可不是我等公共衛生人員所能妥善處理。

新的中英文名稱

在英語世界，愛滋病是新詞彙的催生劑。由於愛滋病源自高危行為，一些涉及高危族群的名詞被廣泛引用，當中包括同性戀者（homosexual）、吸毒者（drug addict）和妓女（prostitute）。顯然地，這些舊有詞彙有其不足之處，以致在過去三十年間，新詞相繼誕生。

MSM 是其中的表表者，是 men having sex with men 的簡稱，精確的解釋就是與男性發生性行為的男性，而不是撲朔迷離的同性關係。傳統的男同性戀既不一定包括雙性戀，也不是以性行為為重點，只形容了同性關係，在醫學和公共衛生應用方面缺少了所需的清晰度。MSM 這個頗為傳神的稱呼，所突出的就是性行為，絕不含糊，在專業醫學雜誌內已是專有名詞，幾乎不需註釋。MSM 的誕生，促使部分華人組織轉而採用「男男性接觸者」而非「男同性戀者」。反對的人認為「男男性接觸者」的使用並沒有從中文文法的合理性去考慮，而實際上可能沒有必要。贊成的覺得中文「同性戀」三字和英文 homosexual 同樣不適當，故此應該與國際接軌，不用執著於中文文法。英文是科學範疇的國際語文，新的英文愛滋病詞彙或多或少影響了其他語文在這方面的應用。

吸毒者共用針筒，是愛滋病病毒廣泛傳播的重要因素，但是由於毒癮的複雜性，drug addict 被認為是包含偏見成份的名詞。在愛滋病工作者心中，現時普遍較接受的稱呼是 drug user，而注射毒品的則是 people who inject drug（PWID）、injection drug user 或 injecting drug user。從另一個角度看，drug 也指治病藥物，顯然不是一個最適當的字，有學者索性用 heroin user 代表吸食海洛英的人士。不過，今天的吸毒並不單指濫用海洛英，而泛指各式藥物的濫用（drug abuse）。假使 drug 並非適當用字，那麼應該用什麼字代表濫用藥物？有趣地，新的名稱相繼誕生，包括 substance abuse 和 substance use。這些稱呼對圈外人來説，可能十分陌生。至於「吸毒者」的詞彙方面，愛滋病沒有帶來改用新詞的動機。即使過去數年，濫藥和玩藥已相繼成為新的用詞，可是，也許吸毒和愛滋病的關係沒有 MSM 那般密切，所以改變名稱的壓力也相對較小。

相反地，妓女一詞帶來不少爭論。今天 commercial sex worker（性工作者），簡稱 CSW，已被廣泛使用，解釋了當中所涉及的金錢交易。「性工作者」或多或少是因愛滋病而衍生的新名字，亦較多人談論，特別是「工作」和職業在道德層面的意義，引起部分社會人士的強烈反應，認為名稱錯誤地硬將妓女形容為「正常」行業。在考慮這個問題時，更重要的是澄清「妓女」和 prostitute 的原意。英文 prostitute 是帶有價值觀的名字，包含了歧視的意味，不能客觀地反映這個族群的特徵，所以引來英語社會改以 CSW 作較客觀的代號。在中文世界，「性工作者」也逐漸被普遍使用，「妓」或「妓女」是否有同樣的貶義？

見證醫學新發展

新的用字見證了過去三十年醫學發展對愛滋病帶來的影響。例如：假使在十年前上互聯網搜尋 HAART，必然被當作 HEART 的誤寫，或乾脆視作錯字。今天在 Google 搜尋此字，有幾百萬項符合查

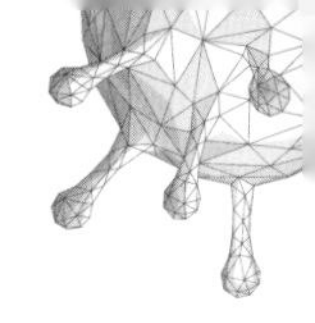

詢結果！為什麼？HAART 是 highly active antiretroviral therapy 的縮寫，是現今治療愛滋病的金科玉律，字意包含了以高效能抗病毒藥物，達至有效壓抑愛滋病病毒在體內繁殖。HAART 也就是坊間所談及的混合治療法，或稱雞尾酒療法，已是治療愛滋病病毒的不二法門。而事實上，HAART 已是醫學字典內的常用字，相信不久便會登陸牛津字典，我們拭目以待。

一個相關現象：HAART 處方十分複雜，病者需要長期每天一次或多次用藥，否則很容易產生抗藥性。換句話説，病人服藥的依從性極為重要。在醫書中，依從性一般是 compliance，但有鑑於該字隱喻較被動的依從性，在愛滋病工作者眼中極不適用，已逐漸被另一個比較中性的字 adherence 所取代。這也不無道理，由於醫生和病人平等地位相處十分重要，在強調反歧視和平等機會的今天，用字反映了當事人的內心世界，而愛滋病工作者一般對平權極為重視，和傳統醫療系統內的階級觀念並不完全相符。

從 A 開始

「頭文字 D」令我充分感受到文字是活的、變化多端、有很大的震撼力和無比的感染力。「頭文字 D」想是廣東話中的「D 字頭」吧。在面對 A 字頭的愛滋病或「頭文字 A」的時候，感受其實更深。

原文載《醫藥人》，2006 年 12 月

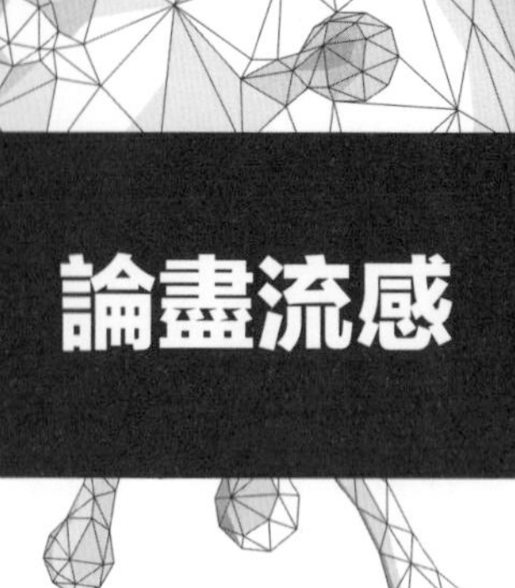

論盡流感

1997 年香港首次面對禽流感，往後幾年市民關心的不是流感，而是有沒有雞吃！ 2003 年沙士過後，大眾對傳染病觸覺敏銳了，關心的不再只是冠狀病毒，而是各式各樣的細菌病毒。千禧過後，接種流感疫苗漸趨普遍，流感針曾經十分渴市。2010 年初全球關注禽流感肆虐，但傳說中的大殺傷力流感疫症沒有出現。當市民對流感的關心降溫之際，流感季節又神出鬼沒，有時出奇地爆發，令人防不勝防。

流感傳說

當全城討論沙士時，眾所周知這是一種呼吸道傳染病，縱使認識程度不一，理解是一致的。流感則完完全全是另一回事，你口中所講的流感和旁人心中的流感不盡相同，媒體描繪的流感和政府急謀對策應付的流感不一定是同一回事。我想「流感」是改錯了名字，致使社會上產生了謬誤。這話從何說起？

「流感」（influenza）亦即「流行性感冒」，而「感冒」是千百年來已存在人類社會當中的一種疾病。提起「感冒」，中國人想起的不是瘟疫，而是常見的小病，不少市民會覺得是一種不藥而癒的小問題。部分病者會選擇食療，或自療（執兩劑茶飲），覺得外國人身體一定是特別虛弱，竟然會因流行性「感冒」而大病甚至死亡。從現代

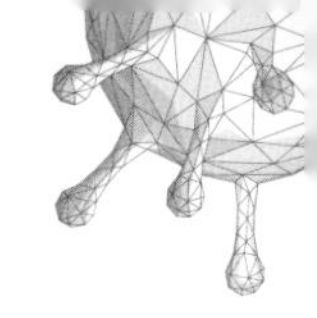

醫學角度看，「流感」絕對不等於十分流行的「感冒」，而是由某一種確確實實存在的病毒所引起的疾病。不幸地，這病毒被命名為「流行性感冒病毒」或簡稱「流感病毒」，從此「流感」和「感冒」變得難分難解。須知「感冒」只是一組病徵病狀，一般包含發燒喉痛咳嗽，而可以引起這些病象的病源何止流感病毒，可以是不下數十種病毒細菌，也和一些過敏症狀相似。還有，「流感病毒」不只一種，且有人流感、豬流感、禽流感等，病毒更會變種。2020 年爆發的新冠肺炎疫情，患者的徵狀亦近似流感。

表 2.8.1 比較感冒、流感、新冠肺炎

	感冒	流感	新冠肺炎
成因	非單一原因	流感病毒	冠狀病毒
徵狀	上呼吸道徵狀（咳嗽、流鼻水等）	發燒、頭痛、上呼吸道徵狀（咳嗽、流鼻水等），嚴重的有下呼吸道徵狀（肺炎）	發燒、頭痛、上呼吸道徵狀（如咳嗽）、失去味覺、肚瀉、肺炎
嚴重性	輕微	由輕微至嚴重不等，可以致命	由輕微至嚴重不等，死亡率比流感高十倍
傳染性	視乎確實成因	高，經飛沫傳播	很高，主要經飛沫傳播（部分經空氣或環境傳播）

假使流感爆發

假如媒體報道鄰近地區發生流感疫症，大家心中第一時間所想的會是什麼？市民甲有發燒喉痛咳嗽，擔心染上「流感病毒」，進醫院又怕要隔離，不知如何是好。路人乙覺得感冒要預防，馬上去買感冒茶。老人丙覺得感冒不可怕，預防針反應更可怕，不願在老人中心接受疫苗注射。西醫丁呼籲病向淺中醫，但甲、乙和丙對「淺」有不同定義，於是市民埋怨沒有指引。中醫戊則在電台講解怎樣預防感冒，老人丙相信破解流感的方法繫於傳統醫學。

政府最關心的其實是流感大爆發，而不是零星感冒個案，大肆宣傳可能會鼓勵病者湧到醫院去，低調處理又怕將來被批評危機感不足！那邊廂流感提供了新議題，政客要求政府要有全無破綻的政策，管它是什麼病毒不病毒。你心中所想的又是什麼？

愛理不理、應「打」不「打」

你腦海裡的流感和我不同，有什麼稀奇？又有什麼所謂？「流感病毒」引起的肺炎和嚴重併發症，治療並不理想。接種流感疫苗是唯一比較可靠的預防方法，但往往效果不佳。由於每年流行的流感病毒株有差異，全球專家每年要分析流行病學情況去估計來年最可能出現的病毒株，從而建議疫苗的組合成份。這種估算的科學性只是一般，而準確程度將會影響疫苗的有效性。除了疫苗本身實質功效不達 100% 外，還有錯配現象。社會上最需要接受流感病毒疫苗注射的有兩類人士：其一是免疫力低的長者和長期病患者，他們有較大風險因流感病毒而引起併發症，疫苗可以有效減低危機。其二是醫療工作者，他們容易將病毒帶給醫院病者。他們接受疫苗接種嗎？前者是以個人健康為目的，後者則為公共衛生措施，保障社群。

先說應接受疫苗接種的個別人士：他們不是共住同一屋邨的所有居民，而是散佈在香港每一角落的部分市民。儘管注射疫苗是件好事，但在民主社會，總不能強迫執行。既然不是強制，自然不能期待每個人都熱心參與這每年均須重複做的事情，一些接種後沒生病的認

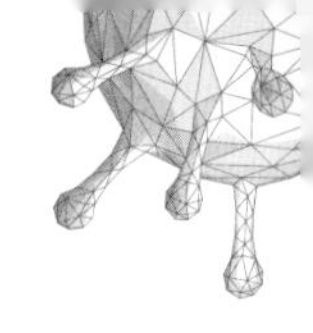

為是自己抵抗力了得而不用再接再厲，接種後「感冒」病倒的覺得疫苗幫倒忙，以後怕怕。十個人當中可能只有三兩人有恆心每年接種疫苗，這樣下去假使季節性流感爆發，不擴散才怪。

醫療工作者的選擇是否會比較理智？香港的醫護人員和醫療工作者接種流感疫苗率十分參差，研究顯示護士在 2006 年的接種率大約 50% 至 60%，2013 ／ 2014 年則下跌至只有 30%，到 2019 ／ 2020 年再勉強上升至 50%[2]。即是說，願意接種流感疫苗的醫療工作者覆蓋率只有大概一半！ 2006 年初全球各地出現禽流感個案，醫院也發出戒備警告，觸動了醫療工作者的神經，連帶接受流感疫苗注射的人也多了。2007 年預期發生的流感大爆發沒有出現，大家的關心回落，對疫苗的接受程度亦不例外。之後 2009 年的甲型流感（H1N1）pdm09 大流行沒有帶動疫苗接種率上升，2018 年後即使有上升也可能只是源自大量推廣活動。值得深思的是：研究發現不少醫療工作者視流感疫苗為個人保護措施，而非防止流感在醫療環境（醫院、療養院、診所等）擴散的公共衛生策略。換句話說，打流感針不為他人，為的只是自己，既然效益不高自然興趣不大。更諷刺的是，50% 覆蓋率其實已不算差，很多國家或地區更加不堪。

跑在病毒後面

人類可以憑科學駕馭流感嗎？理論上，精確的流行病學分析有助估算來年流行情況，繼而做好包括推廣疫苗注射等預防準備。科學

2 作者的香港中文大學研究團隊自 2006 年起，每年進行問卷調查，發現香港的護士的流感疫苗接種率從 2006 年的 50% 至 60% 持續下降。研究亦發現接種疫苗的主因是自我保護。Lee SS, Wong NS, Lee S. Falling trend of influenza vaccination coverage in healthcare workers in Hong Kong. *Emerging Infectious Diseases* 2013;19（10）:1660-3. doi:10.3201/eid1910.130195.

家相應的免疫學研究，有望研製長效疫苗，到時市民無須每年重複接種季節性流感疫苗。不過在實際環境下，這個願景仍然遙不可及。疫苗是一個很好的教訓，打流感針對於保障個人健康的功效很小，但如果每一個需要注射的人每年都定時接受預防接種，流感大爆發的機率可以相應減低。當每個人對流感的理解不同，對疫苗的信心各異，成功戰勝流感的可能性極之渺茫。還有，疫苗只對某些病毒有效，而病毒又會變種，加上所謂流感季節的定義並非永遠適用，什麼時候打什麼針仍是一門高深學問。面對流感，我們往往只能跑在病毒後面，間中陪跑已算不錯了。

流感，永遠有說不完的故事。

原文載《醫藥人》，2007 年 8 月；《明報》，2010 年 6 月 13 日

有蚊指數

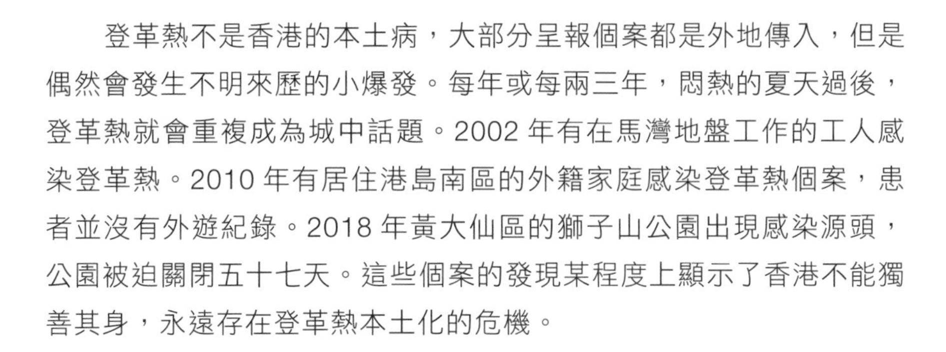

登革熱不是香港的本土病，大部分呈報個案都是外地傳入，但是偶然會發生不明來歷的小爆發。每年或每兩三年，悶熱的夏天過後，登革熱就會重複成為城中話題。2002 年有在馬灣地盤工作的工人感染登革熱。2010 年有居住港島南區的外籍家庭感染登革熱個案，患者並沒有外遊紀錄。2018 年黃大仙區的獅子山公園出現感染源頭，公園被迫關閉五十七天。這些個案的發現某程度上顯示了香港不能獨善其身，永遠存在登革熱本土化的危機。

病毒、人、蚊子，缺一不可

登革熱是一種 RNA 病毒引起的傳染病。「登革熱」這名稱是由英文 dengue fever 拼音而成，源自十九世紀初西班牙文名稱，是當時在非洲發現的一種包含關節痛、出血和發燒等徵狀的疾病。歷史上出現的第一個疑似登革熱病的記載，有可能一千多年前已在中國發生。公元 264–420 年，晉朝的名醫葛洪著有醫學作品《肘後方》，當中所載的「水毒」，被描述為經由某種飛蟲所傳播，其症狀和現今的登革熱相似。人類社會發生的傳染病，不少是從人傳人的，例如肺結核、愛滋病、各種病毒性肝炎等。不過，登革熱和虐疾是以蚊子作媒介，屬於媒介傳染病。登革熱的傳播，涉及蚊子將病毒從一個人送到另一個人身上。病毒、人、蚊子，缺一不可。

要了解登革熱的情況，就得充分認識病毒、人和蚊子三個元素之間的互動。登革熱爆發，需要的不只是三個元素，還要他們在同一時空共存。假設路人甲和路人乙是同事，路人甲患登革熱，但是環境中沒有蚊，儘管二人日夕相對，路人乙是不會受感染。另一個情況：路人丙居住環境擠逼惡劣，大量蚊蟲滋生，但如果蚊子不帶登革熱病毒，受感染的可能性也是不存在的。登革熱的傳播有賴名為「伊蚊」（*Aedes*）的昆蟲的活動促成。「埃及伊蚊」是傳播登革熱病毒的主要媒介，當中只有雌性蚊好吸血，會受哺乳類動物釋放的化學物質如脂肪酸所吸引，判斷環境適宜幼蚊成長。雌蚊吸血幫助卵子成熟，造就了蚊、病毒和人類三者之間的互動。登革熱病毒在蚊的唾液腺中複製，再在叮咬另一人的時候吐出病毒。香港登革熱病毒的主要傳播媒介不是「埃及伊蚊」，而是習性相似的近親「白紋伊蚊」。「白紋伊蚊」身上有白色斑紋，在其他亞洲地區普遍稱為虎蚊。全球而言，「埃及伊蚊」是最重要的登革熱病毒傳播媒介。

這麼多，那麼少

登革熱是熱帶和亞熱帶地區的傳染病，每年全球大約五千萬宗，但是流行情況因地而異。當我們擔心香港個案增多了兩三宗時，好些鄰近國家或地區的數字可教我們大吃一驚。新加坡每年數千宗，馬來西亞每天一千宗，我們的鄰居澳門 2001 年有二千宗。至於香港，奇怪地本地感染從來沒有怎樣普遍過。這些數據顯示登革熱在不同國家或地區的普遍性差別很大，這不可能全因個別國家醫療系統不同、監測力度不一、斷症能力有偏差等因素而導致數據誤差。同一病毒，同是人類，相似的氣候，為何登革熱在那些地方會這麼多，這些地方會那麼少？

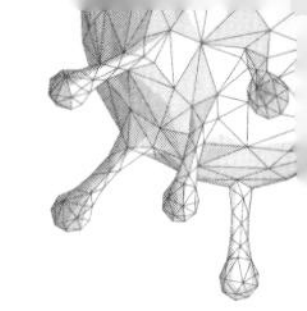

引發登革熱疫症的是什麼？無庸置疑，大量帶登革熱病毒的蚊長時間在人群中盤旋是疫症發生的主因。在全球暖化的大前提下，登革熱蚊（即兩種「伊蚊」）生長亦受影響；由於蚊子喜歡熱的地方，故此全球暖化令適合牠們生活的地方也相對多了。同時氣溫上升使蚊的成長期縮短，間接增加了登革熱的危機。不少香港人以為蚊蟲在野外生長，認為到郊外旅行是構成接觸登革熱伊蚊的最大危機，所以到野外時什麼蚊怕水和防蚊貼都是必備的，平日則較少注意蚊患。其實登革熱絕對是個市區問題，今天的新加坡根本就是一個城市，2001年的澳門爆發也是集中在市區而非氹仔或路環，馬來西亞的個案同樣多發生在首都吉隆坡。當中新加坡的情況特別令人驚訝。這是一個相當有秩序而且清潔的城市，政府和民間的滅蚊工作做得十分出色，但每年呈報的登革熱個案從不下跌。尋根究底，有歸咎天氣，有認為新加坡進入五年一次的週期性爆發，有埋怨滅蚊力度不足……按新加坡的情況而言，問題應歸咎於病毒人口的比例高。人類是登革熱病毒的主要宿主，只要人群中帶病毒的人數持續佔足夠比重，蚊子便可以有效率地傳播病毒。至於為什麼這裡有高比例的病毒人口？這可能是因為登革熱已在新加坡社會登陸，加上縱橫當地傳送病毒的是能力極高的「埃及伊蚊」，而非香港的「白紋伊蚊」，蚊的數目不再是疫症爆發的決定因素。

病毒人口比例以外，即使蚊子品種傳送病毒的效率不高，一旦出現蚊患問題也可以導致大爆發。多年前引發澳門登革熱爆發的正正就是「白紋伊蚊」！雖然「白紋伊蚊」傳送病毒效率較低，但當年澳門蚊患嚴重，很多市區空地成為養蚊的溫床，只要有少數人患登革熱病，大量的蚊子很快便在人口稠密的澳門造成疫症。不要看輕「白紋伊蚊」，以為牠們是次等病毒傳播者。「白紋伊蚊」生命力和適應性比「埃及伊蚊」還要強，研究發現牠們可以適應寒冷的氣候。隨著全球化的影響，「白紋伊蚊」已成功抵達法國和荷蘭等較為寒冷的歐洲國家[3]。明顯地，病毒、人和蚊子三個元素之間的互動，在不同的地方有不同的演繹。

誘蚊指數有預警作用嗎？

相對於高科技醫療裝置，疾病預防從來都是受忽略的公共衛生環節，傳染病便是一個很好的例子。禽流感和沙士令香港社會更重視預警系統，就像氣溫預測或空氣污染指數，究竟我們可否預知登革熱危機從而推出及時的有效防控措施？誘蚊指數可以算是一個簡單的預警系統，數據來自政府在不同地方設置的誘蚊產卵器。這些黑色的小容器，引「誘」登革熱伊蚊前來產卵，而工作人員則定時回收檢查，以卵子孵化幼蟲的多少比例作系數，反映蚊患的嚴重性。自然地，市民對誘蚊指數抱有期望，但這是否實際？

沒有誘蚊產卵器，就不會有誘蚊指數，而每個誘蚊產卵器只可以反映放置地點附近的蚊患情況，所以這個預警絕對是局部地區性的。傳播登革熱病毒的「伊蚊」並非飛行家，可以覆蓋距離只在一百米以內。全港幾十個地方設置誘蚊產卵器，就算是指數精確，也只能杯水車薪，反映部分地方的登革熱危機。如果每一百米距離放置一個誘蚊產卵器，全香港所需要的是數以萬計的產卵器，這是否一個可行辦法？澳門政府在 2001 年登革熱大爆發後設置幾百個產卵器，對這個彈丸之地來說，覆蓋面的確很闊，但要科學分析數據絕非易事。還有難以揣測的人為因素，如早前香港有報道產卵器遭人干擾，令誘蚊指數的可信性成疑，使指數的公信力受損。

縱使指數精確，誘蚊指數也只可以視作蚊患的間接指標，而非登革熱的預警。這個「有蚊」指數，對提高市民蚊患的警覺性可能有其

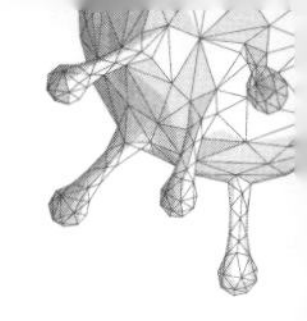

積極作用，但指數並非一定可以和登革熱病的危險性掛鉤。從邏輯角度看，無論誘蚊指數多高，滅蚊工作的力度都應該是一致的。假設某區指數低但蚊患明顯嚴重，難道滅蚊行動要跟隨指數降級？當環境溫度上升，促進了蚊子生長，指數亦會隨著上升，這絕對不是登革熱病毒指標那麼簡單。

地球暖化，「白紋伊蚊」已從熱帶地方遷徙到歐洲北部。我們最擔心的是登革熱是否已經進駐香港，單靠誘蚊指數來反映登革熱危機又是否足夠呢？

原文載《醫藥人》，2007 年 10 月

3 一項觀測和模型研究結果表明，歐洲部分地區在上世紀六十至八十年代逐漸成為適宜白紋伊蚊生長的地方。
Caminade C, Medlock JM, Ducheyne E, McIntyre KM, Leach S, Baylis M, Morse AP. Suitability of European climate for the Asian tiger mosquito Aedes albopictus: recent trends and future scenarios. *Journal of the Royal Society Interface* 2012;9（75）:2708-17. doi: 10.1098/rsif.2012.0138.

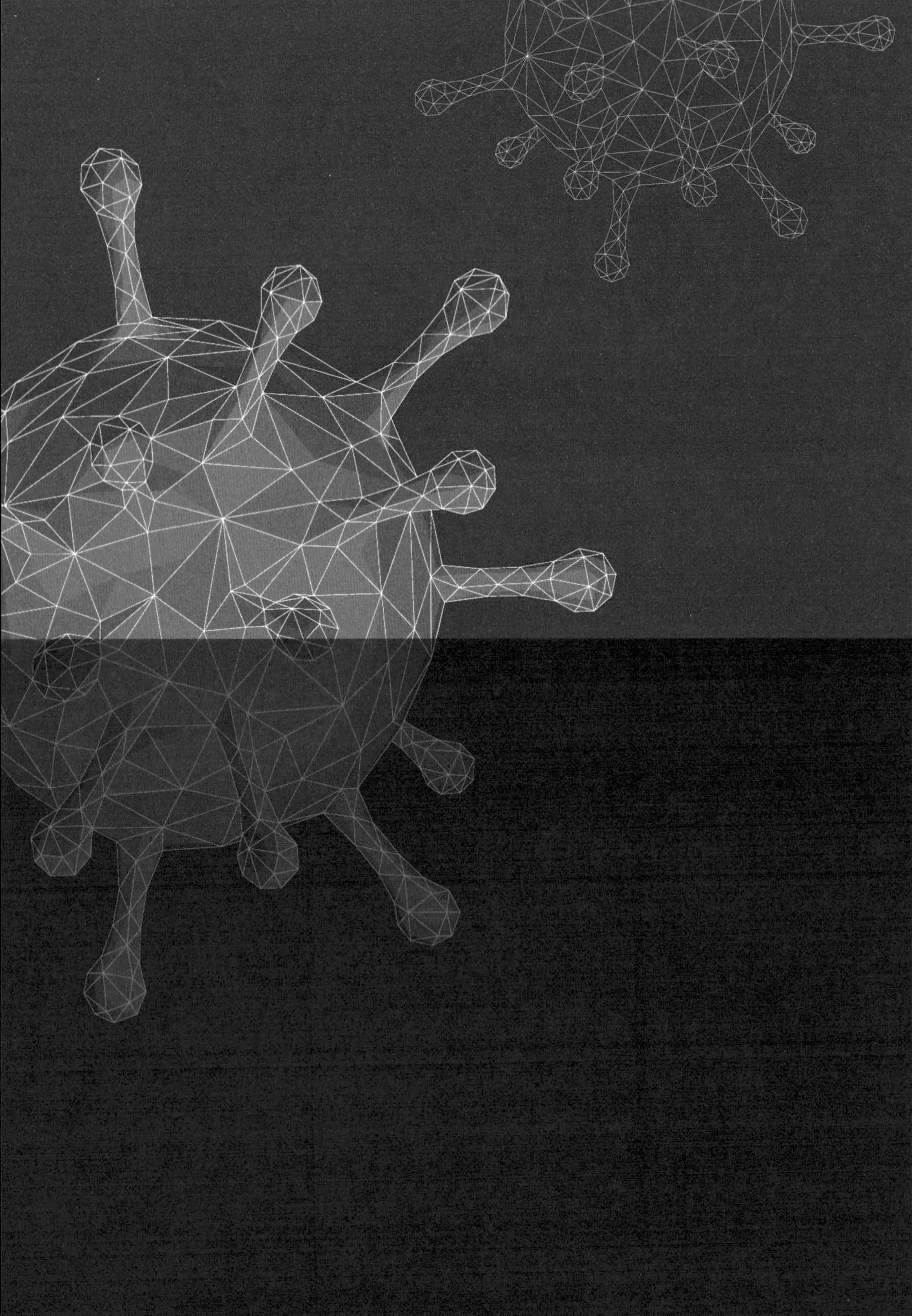

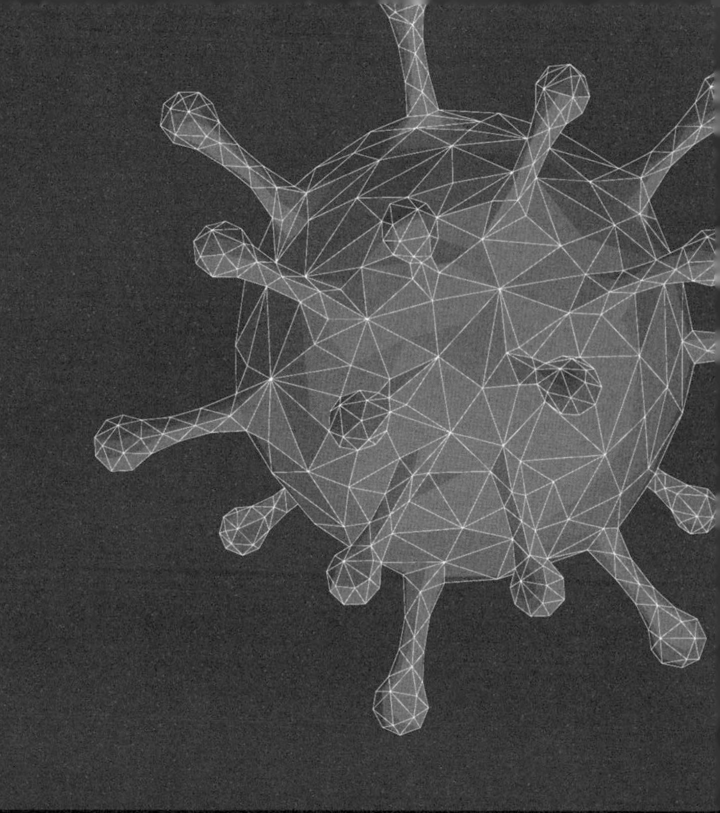

第三章

防了防不了——道高一尺，魔高一丈

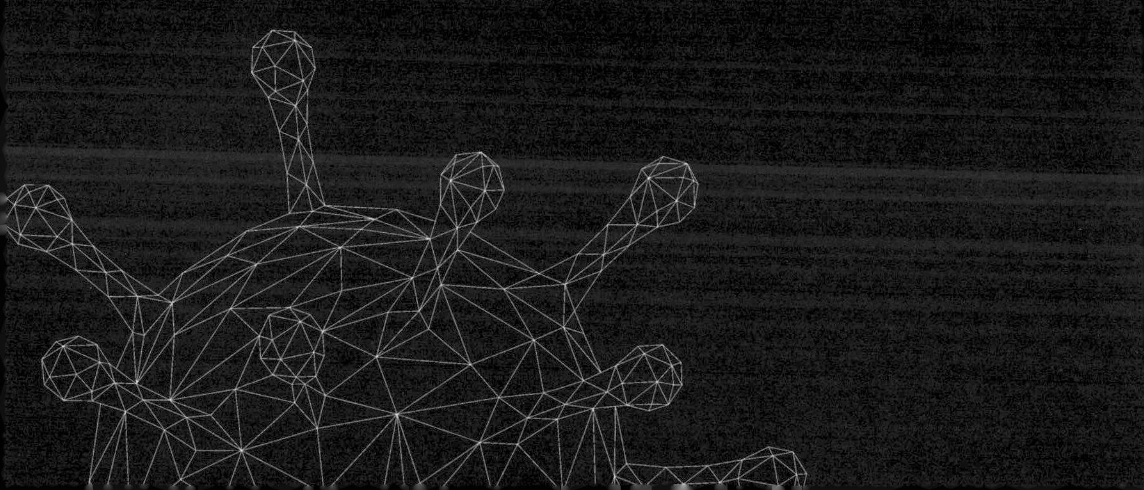

越乾淨，越多病？

衛生理論

香港是一個極度現代化而高效率的都市，住的吃的用的都是經過標準科學程序所生產。只要經濟許可，父母給予子女的一定是最好的食物、最整潔的居住環境、最時尚的衣著。家傭將起居打點得井井有條、一塵不染，恐防孩子接觸到不潔的東西。孩子有病便馬上帶到醫務所求醫，免疫注射不可或缺。在這種環境下長大的孩子，感染疾病的機率理應較小吧？ 可是，事實倒不一定……

2000 年第九十六屆美國胸科學會國際會議在加拿大多倫多舉行，會上展示新的流行病學數據，進一步確立幼兒期接觸各樣感染和預防哮喘的關係。隨後在英國醫學雜誌《刺針》（*The Lancet*）上發表的報道，亦指出現代人受細菌侵擾的機率越來越小，但過敏症則有所增加。文中以哮喘病作為過敏症的例子，指出現代社會診斷患哮喘病的人數正在上升，剛好和衛生環境好轉有關，這個理論後來被稱為「衛生理論」（hygiene hypothesis）。理論的重點在於清潔的環境減少了細菌滋生，在傳染病近乎絕跡的同時，身體產生變化，促使哮喘等過敏症發生！ 衛生理論的理據何在？

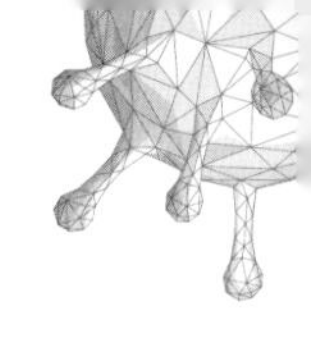

陰陽兩極論

過敏病和傳染病是兩種不同類別的疾病，但在病理學上都巧妙地和免疫系統有莫大關連。免疫系統掌管我們的抵抗力，是頗為複雜的身體功能。免疫系統的成長過程十分獨特，一般器官系統在嬰兒呱呱墮地的一刻已經正常運作，例如心臟規則跳動、呼吸系統自行運行，好像無需大腦指揮也不會出錯。自然地，隨著幼兒成長，心臟、肺部等器官也相應長大，機能上也在出生的第一天已經自動操作。免疫系統則不同，出生時其實尚未成熟，其中的免疫細胞需要接受「培訓」，還要有適當「經歷」，才能有效運作。有趣的是，「培訓」和「經歷」等詞彙並非我創作的，而是經典的免疫學專有名詞。免疫細胞通過和外界接觸，吸收經驗，逐漸被培訓為成熟的守護者。

嬰兒誕生時，由於未經暴露外界環境，對任何突如其來的襲擊，不能即時產生適當的反擊。幸好嬰兒從母體中得到免疫功能的精髓，所以出生後一段頗長時間內都能受到保護，好讓免疫系統有足夠時間成長。免疫系統包含了林林總總的細胞和蛋白質，有專職的，也有非專職的，當中以淋巴細胞（T-lymphocyte）中的輔助細胞 Th 至為有趣。輔助淋巴細胞主要分 Th1 和 Th2 兩種；嬰兒出生後的環境可以影響細胞的生長取向。研究指出假使細胞長期暴露在細菌之中，可以引導 Th1 細胞重點發展，這種生長方向對保護人體抵抗細菌感染十分有利；相反地，Th2 淋巴細胞的生長會促使身體對外界產生過敏反應[1]。Th1 和 Th2 的生長特性是相反的，但是並非一定是此消彼長的關係。現時醫學上對於兩種細胞的功能的認識仍然有限，沒有簡單的測試可

---

1 透過文獻綜述，論文解釋嬰兒期免疫細胞的生長和環境的關係。
Romagnani S. Immunologic influences on allergy and the TH1/TH2 balance. *Journal of Allergy and Clinical Immunology* 2004;113（3）:395-400. doi: 10.1016/j.jaci.2003.11.025.

供臨床使用。這方面的知識有助深入鑽研免疫學和過敏症的關係，但不能用作設計治療方案。理論上，孩童時期接觸細菌可以幫助預防將來感染，又可以減少過敏現象的出現。這種兩極化的功能演變方向，和中國傳統的陰陽理論有吻合的地方。

少感染，多敏感？

早期人類穴居野地，周遭環境不可能清潔，生活空間和大自然連接，碰到細菌的可能性很大。在此背景下，免疫系統針對傳染病而偏向 Th1 路線發展，兒童有過敏症的比率會較低。反觀現代人住在大都市裡，相對地與自然界隔絕，環境是乾淨了，但免疫系統隨著 Th2 方向生長，導致兒童的過敏疾病增加。這樣的衛生理論，有理據支持嗎？

免疫學實驗分析免疫細胞在不同環境下的成長過程，證明了細胞陰陽（Th1 ／ Th2）兩極化的現象。在實際生活中，這種免疫現象是否真的帶來疾病的逆轉？最簡單的驗證方式是觀察不同國家或地區的哮喘病流行情況：落後地區衛生環境差，傳染病多之餘是否哮喘病較少？相反地，發達地區衛生環境好，是否傳染病少而哮喘病多？過去十多二十年，因這課題而進行的流行病學研究仍未能達到一致的結論，總是部分研究說「是」，部分說「否」，餘下來的就是「沒結論」……

為何沒有結論？現實世界中，疾病的規律並不可能這般簡單，只要同時出現多個因素，它們之間的相互關係便會引發難以預測的反應。一個明顯的因素是環境污染，這是社會發展帶來的副產品，受影響的包括發達國家和發展中國家。哮喘病受個人免疫形式影響之餘，也極受環境因素影響。空氣污染物刺激過敏氣管，導致哮喘發作。原

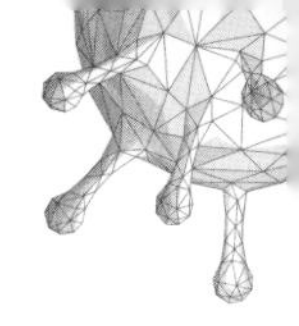

來的免疫細胞生長方式，只是帶來哮喘的傾向性，而實質的氣喘現象卻是環境變化的後果。當發達國家過敏症增加，發展中國家的哮喘病患也上升的時候，要作比較絕非易事。一些貧窮地方傳染病感染沒有減低，過敏症卻越來越多；而另一方面發達國家內也有不衛生而多感染的地區，過敏症也在增長中。換句話説，「少感染，多敏感」的現象，在現實生活中難以有清晰的立論。

社會越發達，傳染病越多？

暫且不談過敏症。甲型肝炎的致病原是經腸道傳播的甲型肝炎病毒，和不潔的食物有關連。奇怪地，以往衛生環境差的時候，甲型肝炎個案不見得特別多，但是過去二三十年環境好轉反而多了面黃眼黃的甲肝病人。原因是以前食物衛生差，一般人在孩童時期已接觸甲肝病毒，身體很快產生免疫作用，到成年時就算再接觸病毒也不會患病。由於大部分兒童感染甲肝都無病徵病狀，故此在衛生環境差的地方（以往的香港、今天的發展中國家……），甲肝好像並不存在。當衛生環境好轉，兒童接觸甲肝的機率較小，到成年後才因吃不潔食物而感染病毒的大有人在，因此造成了社會發達傳染病多的假象。

麻疹、水痘也有類似的現象。以往衛生環境差又未有疫苗的日子裡，很多家長將這些傳染病看成兒童成長的必經階段，成年人社會根本沒有麻疹或水痘。當衛生環境好轉，兒童接觸這些病毒的機率因而大減，道理上因此類感染而病倒的小朋友越來越少。但是小孩子長大後仍有可能接觸麻疹水痘病毒，而成年人的病況一般更加嚴重，所以造成衛生進步反而多了某些傳染病的假象。自然地，疫苗注射是可以將感染出現的機率——無論是兒童或成年——減至最低！

自然免疫？

有人認為最理想的健康策略是回歸自然：假如兒童時期的免疫系統沒有經過社會現代化的洗禮，哮喘豈不是會減少？假如在兒童時期已感染了傳染病，不就可以減少嚴重疾病在成年後發生？更有父母對疫苗十分抗拒，阻止子女接受疫苗接種，推崇自然免疫。這些想法其實相當危險！「回歸自然」是個朦朧的願景，除非人類回復穴居野地，否則只是個一廂情願的想法。社會發展不可能逆轉，只要城市繼續存在，人和人的交往頻繁，微生物的傳播往往來得很快，自然免疫即是等待細菌病毒出現，隨時會帶來重病甚至死亡。上述那些想法實在不切實際。

一些篤信自然免疫的人認為他們有權決定怎樣生活的自由，與其他人沒有關係。且慢！人是群體動物，如果部分城市人拒絕接種疫苗，受影響的不只是他們，而是整個社會。他們的做法會令社會內永遠有著一群可能受某病毒細菌感染的人，使傳染病有機可乘，最後可能導致一些免疫力較弱的人（例如長者或長期病患者）死亡。人類社會發展已走上不歸路，我們需要的是共同努力，好讓每個人都能較健康地生活，而不是驅使所有人即時跑到鄉郊。要知道：乾淨的社會不一定沒有疾病，但不乾淨的社會必定有很多病！

原文載《醫藥人》，2007 年 5 月

後沙士新世代

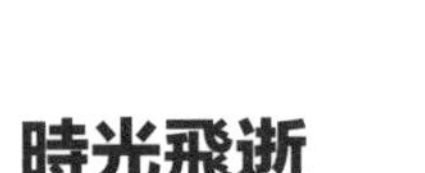

時光飛逝

2003 年 3 月，香港發生首宗內地稱為「非典」的 SARS 沙士個案，病人在廣華醫院留醫及後死亡。引發這場瘟疫的是當時首次發現的冠狀病毒（coronavirus），後來被稱為沙士病毒（SARS-CoV）。這是原本應該安詳地在蝙蝠體內存活的病毒，竟然經過果子狸跳到人的身上。2003 年沙士肆虐的幾個月所發生的事情，對香港人來說是畢生難忘的。沙士之後的十年、十五年，周圍仍有形形色色的沙士影子。2020 年爆發新冠肺炎（COVID-19）疫情，實在是歷史重演。無論過去、現在或者將來，香港到處還有不同的沙士痕跡。這些是夢魘，還是烙印？

回望沙士的日子——香港政府衛生架構重組

沙士奪去香港三百人的生命，整個 2003 年，社會陷入惶恐狀態，其後社會上很多事情的發展都偏離了沙士前的預定軌跡。跳出衛生健康範疇，再重新檢視沙士帶來的影響，彷佛經歷過的並非什麼傳染病，而是一個接一個政治運動。沙士以後十多年政府和醫療界的領導團隊，或多或少是沙士打造出來。假如沒有沙士，後來的食物及衛生局局長該是誰？ 醫管局總裁會否仍是某君？ 甚至當年特首會否中途離場？ 前衛生署署長會否變身成為地球村衛生部長（世衛總幹事）？沙士英雄會否成為大學校長？……當然，這些都是假設性問題。

想深一層，沙士促使了香港政府衛生架構重組。今天的「衛生防護中心」是後沙士世代產物。經過沙士一役，首任特首在施政報告宣布成立「疾控中心類別機構」（CDC-like organization），後期名稱演變為帶英國色彩的 Centre for Health Protection（名稱和英國的 Health Protection Agency 近似）。究其原因，相信和政府委任的專家委員會中兩位聯合主席的英國背景有關吧。學術界呢？香港只有兩所附設醫學院的大學（即香港大學和香港中文大學），兩所大學的傳染病研究從此百花齊放，相對於沙士前因資源短缺令很多學者被迫放棄同類課題，實在有點唏噓。還有，如果沒有沙士，因傳染病研究而作出過國家級國際級貢獻的香港專家也少得多。

出入平安——探熱機制意義何在？

沙士後的十年，每次離開香港再回港的時候，過海關前必先經過一個內地和港澳特有的探熱機制。工作人員不厭其煩地重複説：「一個跟一個行」、「除下帽子」……這個沙士後期的科技產物，用意是篩查可能受病毒細菌感染的旅客。假設某君因感染禽流感發燒，過關時因電子探熱被篩選出來，理論上再經診斷、隔離，從而達到控制疫病擴散的目標。這個聽起來言之成理的創新科技，經年累月地在各關卡為人民把脈。記得過去偶爾聽聞有人抱怨探熱敏感度不夠高，但其功效從沒有議員市民懷疑。

有沒有想過旅客因發燒而被儀器發現後的程序是怎樣的？邊境衛生人員可以怎樣處理？理論上疑似疫病的應當接受隔離，可是，香港每日過關的人次成千上萬，就算是每千旅客中只有一人發燒而懷疑感染某傳染病，我想如果嚴格執行的話，需要多建幾間醫院才能應付。送回家？那麼香港居民以外的旅客部分頓變人球；送往酒店不只成本高昂，更難以進行有效監察。抵港關卡發現發燒旅客的人數和

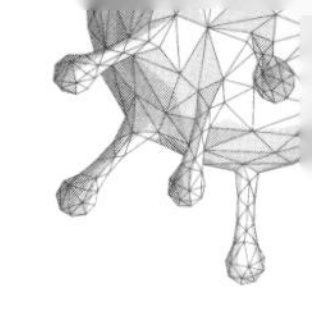

去向，好像從沒有立法會議員查詢過。世衛多年前曾經發表報告書，指出在邊境篩查發燒病人的有效性不高，假設有此需要，重點亦應該監察出境而非入境旅客。人類是自私的，每個國家的國民自然是自私的一群。盡辦法阻止傳染病入境是頭號大事，於是篩查入境者漸變為常規，而對出境者則寬鬆處理。

總的來説，在邊境為旅客進行探熱意義不大。不過似乎沒有人願意站起來説句公道話，或提議考慮取消探熱。「不怕一萬，最怕萬一」，假設放棄探熱而出現禽流感跨國傳播，責任該由誰來承擔？就算是世衛報告書也迴避了應否廢除在邊境探熱的監察行動，因為太過政治敏感了！日子久了，邊境探熱成為常規，或許有點打稻草人的味道吧。想不到的是踏入 2020 年新冠病毒大流行，這些探熱儀器又再次顯示其重要性。探熱已不再只是邊境措施，而是食肆、商場、學校……以至屋苑等地方的必備探測器。有趣的是，在這些公眾場所探熱的意義其實比邊境為大。除了提醒市民疫情當前外，也能勸喻有病市民盡快回家休息，至於防控傳染病方面，就要留待專家評估功效。

後沙士新生事物

有好些個人衛生習慣，也是後沙士世代的新生物。還記得「洗手、洗手、洗手」嗎？廣告宣傳片中指出洗手最少十秒鐘，這是源自醫療程序的一般建議，應用到家居是否適當就無從稽考。沒有疫症的日子，每次洗手都堅持用消毒液又洗足十秒鐘的有幾人？雖然這個十秒方案在家中實行的重要性不大，但醫護人員妥善洗手卻是感染控制的重要措施，假使認真洗手的人減少，實非社會之福！

至於用一比九十九的漂白水清潔家居，也是源自醫療界的工序，後來有專家建議推廣到家居使用。漂白水頗具腐蝕性，不一定是唯一的潔淨劑，不用一比九十九也不一定代表衛生差。沙士過後，很少市民繼續定期以漂白水清潔家居，不過坊間多了各式各樣的家居清潔劑，鼓勵市民注意在家衛生。至於家居衛生情況是否持續改善，則沒有任何參考數據可供評估。

以酒精液搓手也是沙士後的普遍做法，某程度上是代替了水和肥皂液。沙士後市面出售的酒精液有多種，例如噴霧、啫喱、噴劑等。一些建築物電梯大堂設置了酒精或清潔液噴劑器，不過在沒有疫症的日子裡，很多壞了不能使用，又或者沒有添加清潔液都無人跟進，似乎被遺忘了。乘搭電梯前使用噴劑對公共衛生的影響並不一定很大，不過倒有點提示作用，叫市民不要忘記沙士。其實公眾場所設置酒精清潔液有沒有確實作用也是一個疑問，情況有點兒像機場探熱系統，只是沒有人膽敢拆除罷了。

另一方面，酒樓食肆派發濕紙巾的措施較沙士前普遍，不過用前倒要小心。一些不含酒精的濕紙巾可供一般清潔用途，另一些含酒精的只適宜用來抹手。將含酒精的濕紙巾抹面，要當心因接觸而刺激黏膜。公筷的使用也漸成常規，甚至有時候有顧客會因公筷不足而與服務員鬧得頗不愉快。2020 年新冠肺炎襲港，酒精噴霧、啫喱、噴劑被搶購一空，電梯大堂的潔手設備又回復應有的神采。

公德？還是自我保護？

腦海中最經典的香港沙士景象，是千百路人配戴口罩的社交場面。市民戴口罩的最大意義在於預防自己的細菌病毒傳給他人，而非保護自己不受感染。記得沙士期間，醫生高官們戴口罩召開記者招待會、專家上電視示範戴口罩需知、大廈要求居民先戴口罩才可乘電梯、會考考生戴口罩進行英文科口試……還記得 2003 年一次有關沙士的醫學研討會，我抱著科學態度和學習精神準時進場。那時候，

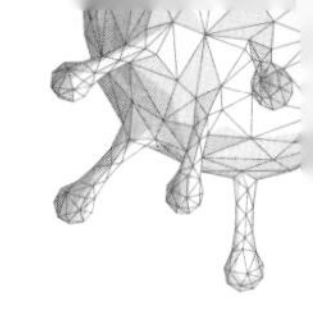

全民在社交活動配戴口罩並非公共衛生標準。場內二三百名醫生，包括講者在內，全部戴了口罩，我是唯一的例外，感意外之餘也非常尷尬。我正在懷疑自己對口罩功能的理解時，目睹至今不能釋懷的畫面：研討會設有茶點，專家們右手提起口罩，左手將熱騰騰的咖啡端到嘴邊，喝一口又把口罩戴回原來位置。

搶購口罩的現象在 2020 年又再重現眼前，歷史總是重演再重演。

捨己為人精神長存……

相信至今最令港人難忘的是一些醫護人員的高尚情操、捨己救人的動人場面，還有不幸罹難的專業人士。我最敬佩的是很多無名英雄，他們緊守崗位，如當年某特首所説的「做好自己份工」（可惜他要在監獄渡過一段時光），使社會不至全面崩潰。他們沒有名字，歷史亦不會記載，相對於一些借意炫耀自己在防控沙士有無限貢獻的專家，或事事斤斤計較的所謂社會棟樑，更加使我肅然起敬。

最近閱讀一份外國科學研究報告：當一隻螞蟻感染細菌（科學家用真菌做實驗），牠會主動自我隔離，部分螞蟻分擔病蟻工作，而病蟻則繼續受到照顧[2]。人類以萬物之靈自居，但是捨己互助精神，並非我們獨有。讓我們以謙虛的態度向自然界學習，向無名英雄和螞蟻致敬！

原文載《醫藥人》，2008 年 3 月

2 研究發現受感染螞蟻在死亡前主動離開巢穴，並破壞所有的社交聯繫，減少對族群傳播感染的危機。
Heinze J, Walter B. Moribund ants leave their nests to die in social isolation. *Current Biology* 2010;20（3）:249-52. doi: 10.1016/j.cub.2009.12.031.

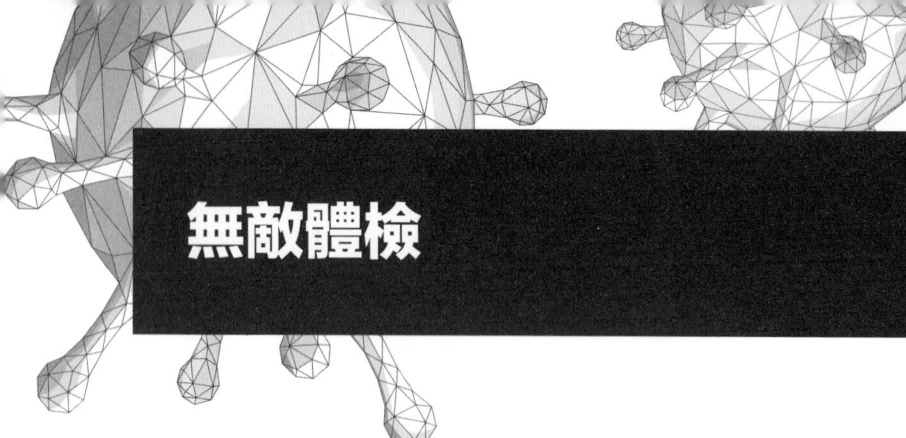

無敵體檢

乘搭公共巴士時，經常看到這段視像廣告：兩位女士交談，提到某體檢服務怎樣既便宜又全面，知道自己身體健康便可以放心吃東西云云。這個邏輯似乎有點古怪：假如驗血發現膽固醇不高，便可以繼續暴飲暴食；如果今天檢測沒有愛滋病，明天就可以無需戴安全套，吸毒者可以盡情共用針筒……

醫學進步為我們帶來一個美麗的誤會，以為只要能及早發現什麼什麼，便必然可以避過所有惡疾。於是乎，健康檢測（health screening）應運而生，男女老少完全忘記生命有盡頭，忽略健康生活習慣，認為經常測這測那，什麼毛病都可以及早診斷和加以補救。這種觀點，和秦始皇盲目追求長生不老藥實是不相伯仲。更可怕的是，有冠心病者在搭橋手術後餐餐無（肥）肉不歡，皆因檢測時血脂正常，殊不知正在加速自己的死亡。

什麼是健康檢測？

一般人有病或者懷疑有病時去見醫生，是最平常不過的事情。沒有病痛而進行驗血或其他測試是健康檢測而非臨床治療。健康檢測可以從兩個角度去理解：一是個人，另一是公共衛生，而這兩個不同角度可能會令同一檢查產生不同的結論。

先從公共衛生角度出發。健康檢測指的是為健康人士進行的專

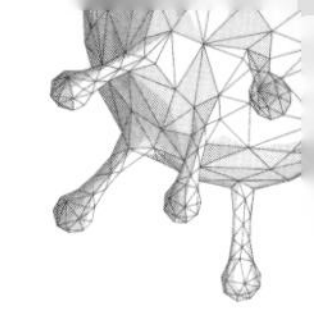

項測試，以便及早發現某疾病，從而達到及早治療的目的。健康檢查是為人群而設，情理上每項檢查在推出前均需符合一些先決條件。例如計劃檢查甲疾病，首先需要的是一項既簡單、敏感又精確的測試，結果要清晰明辨——陽性和陰性結果不得含糊。測試不能過分敏感，不然沒病的會被當作有病，又或者需要作進一步測試，有違簡單、敏感、精確的原則。還有的是，檢測方法要令人容易接受，假如（一極端例子）每次檢測都涉及「開刀」做手術，且每年重複一次，可行性必然大打折扣。檢測的目標是盡早診斷某疾病，透過及早治療去減輕病情或預防併發症。如果診斷後沒有任何紓緩病情方案，檢測與否對病者全無影響，那麼為何要作檢測？

至於從個人角度出發，健康檢測的考慮因素絕對因人而異。你認為重要的我可能完全不同意，你認為每年入醫院三天進行某檢測程序可以有 0.1% 機率預早找到某癌症，減低百分之若干自己十年內的死亡率（但不擔保你不會因另一癌病而死）是值得的，那全屬個人意願。不過，這費用和任何風險必須自己承擔，不能將責任放在政府身上。政府應當做的，是進行有公共衞生意義的檢測，減低社會上某病的患病率或發病機率，保障所有市民的健康。

一個例子

愛滋病是一個很好的例子。上世紀八十年代，愛滋病病毒抗體測試剛推出市場，可以有效檢測受感染者，當時各國不少政客向政府施壓，認為必須進行全民測試，藉以達到防控的目的。但不要忘記，早期醫學界對愛滋病仍不甚了解，受感染的不一定發病，如作檢查就只能測驗抗體而非發病機率，且檢測程序並不簡單，要先做初篩，再加確定性測試。最關鍵的是，診斷之後沒有治療方案，更會帶來社會的歧視，等同宣判死刑一樣。當年香港和很多低感染率地區一樣，從公共衛生立場出發，推行全民檢查的意義不大。縱使要推行，也得針對性地先從某些人群出發，而且必須小心處理，否則好心做壞事。政府於八十年代先從性病患者入手，在官辦的性病門診推行「全民」檢查，由於每個性病患者道理上曾經有過高危性行為（不然怎會有性病？），這項政策亦無可厚非。檢查提供給所有性病患者，不過接受與否患者可以自行決定，結果只作臨床用途，個人資料不公告天下。這項看似簡單的健康檢測，當中包含公共衛生原則、保障私隱權和成本效益幾個不同學問領域。由於治療欠奉，病者斷症後還需轉介專科部門，間接促使愛滋病臨床治療體系的誕生，這是後話。

個人立場又如何？每個人的生活和行為背景不同，任何人有擔心，可以接受可靠的愛滋病病毒抗體檢查服務驗血。然而，早期社會對愛滋病的驚恐，市面可以為有需要者檢查的私人服務幾乎不存在，就算存在也由於私隱理由難以吸引顧客。相對今天的體檢套餐充斥市場，市民可選 A 餐愛滋性病癌症肺癆、B 餐婦科肝腎功能血常規……總有一款適合自己。加上愛滋檢查一般只是套餐中的一小項，安排不會造成尷尬。對個別人士來說，在接受檢查前，應思索當真受到感染時該怎樣處理。由於每人有不同考慮，心理輔導成為必備的配合項目，提供心理輔導更逐漸成為一門專門學問，其中又分檢查前輔導、檢查後輔導、特殊情況輔導等。

今天愛滋病雖仍未能治癒，但透過高效能抗病毒藥物治療，已非「不治」之症。在發達國家，公共衛生考慮隨著時間改變，現時的關鍵在於很多受感染者並不察覺自己有可能受到感染，未有及時接受檢查，致使治療延誤。最近美國疾病控制及預防中心更新指引，建議在一般醫療服務單位提供全面愛滋病病毒抗體檢查。措施著眼為所有十三至六十四歲市民，不論有否高危性行為，一律予以檢查，及早為受感染者提供治療。心理輔導亦因應新策略而轉化為簡單的信息提

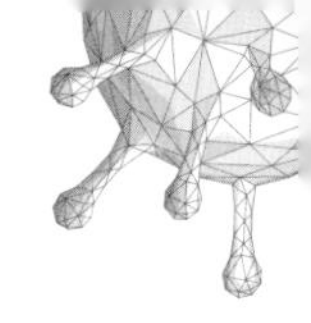

供，自此將公共衛生原則和個人原則拉近，相信其他國家也會跟隨。

其他疾病……

愛滋病太不一樣吧？乙型肝炎影響近 10% 港人，幾乎每一年半載便有學者大聲疾呼，指出全民檢查的重要性。乙型肝炎抗原測試是一項簡單的驗血程序，陽性反應一般被視作慢性帶菌（即帶原或帶病毒）者，但是治療方法尚未標準化，亦即是說並非每一個帶原者都要服藥。有學者聲稱知道總比不知道好，最少還可以轉介專科或家庭醫生長期覆診，在病情活躍或肝癌形成時及早提供治療。聽起來有點道理，不過覆查應採用什麼方式、多少月或多少年一次等都是未知之數。更重要的是：誰人付錢？假如標準已確立，政府負責為數十萬人進行半年一次驗血和超聲波檢查，費用不菲，還要加建機制才可應付。

我無意反對這做法，但必須注意目標何在和會否影響更有需要的醫療服務。有趣的是，當學者建議普及檢查的同時，並沒有一併考慮治療人士該到哪裡求診：假如今天政府推行全民乙肝檢查，陽性反應的可以明天就到全港各公立醫院尋求服務嗎？早前乙型肝炎病人到醫管局專科看病，所需抗病毒藥一般還是要用者自付的。現時的乙型肝炎治療方案趨於普及，而世界衛生組織亦推廣消滅肝炎（hepatitis elimination）運動，市民才比較容易有機會接受治療。檢查乙型肝炎抗原事小，但如果受感染者眾，將會牽連極廣。香港和很多東南亞國家地區一樣，乙型肝炎是風土傳染病（endemic infectious disease），很多感染者在出生時經母嬰傳染病毒，社區感染率長久以來相對地高。歐美等屬低感染率地方，要照顧的人少，自然考慮不同。公共衛生政策不是兒戲，由角度到流程均非象牙塔中的課題，有效方法對社會有利，但對個人並不討好。就算真的推行，介入點是另一關鍵，今天香港已普遍推行的乙型肝炎疫苗注射，是針對新生嬰兒的，可以在母嬰健康院和醫院產房進行。但乙型肝炎帶原者大都是成年人，政府不可能在街上每天找人驗血，因此單是驗血機制也夠傷腦筋。要覆蓋面大、方便市民而又具成本效益，真是談何容易。做政客就最容易，沒頭沒腦的只管問：「什麼？有檢測可以幫助診斷癌症？當然要敦促政府全面普查啦！我是納稅人啊！」

車上廣告

話說回來，本文首段提及的巴士廣告所宣傳的健康檢測，無論從哪角度看都欠缺基礎。檢查對哪些年齡性別人士有用？為哪些病而設？測試的敏感度和精確度夠高嗎？發現疾病時有否連接轉介系統？是出於公共衛生目的還是個人考慮？而且廣告宣揚的焦點竟是鼓勵檢查結果正常的人可以勇往直前，繼續高危飲食。如此這般檢查並沒有減低疾病危機，只是不求甚解地盲目一檢，過後可能危機更多更大。這類廣告似乎不只兒童不宜，更應在專家陪同下才可觀看！

原文載《醫藥人》，2007 年 3 月

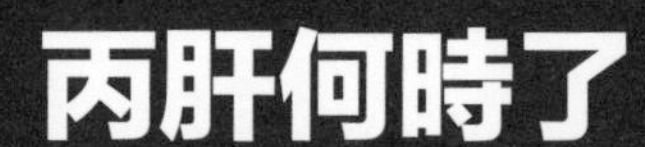

丙肝何時了

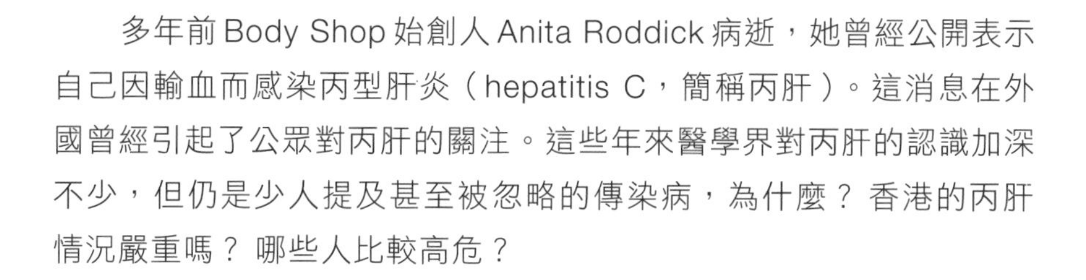

多年前 Body Shop 始創人 Anita Roddick 病逝，她曾經公開表示自己因輸血而感染丙型肝炎（hepatitis C，簡稱丙肝）。這消息在外國曾經引起了公眾對丙肝的關注。這些年來醫學界對丙肝的認識加深不少，但仍是少人提及甚至被忽略的傳染病，為什麼？香港的丙肝情況嚴重嗎？哪些人比較高危？

從 ABC 說起

顧名思義，肝炎即是肝臟發炎，成因包括病毒感染、酒精和藥物反應等。上世紀四十年代，醫學界面對的是兩種不同的病毒性肝炎。潛伏期較短（二至六星期），經由不潔食物傳播的是甲型肝炎（hepatitis A）；潛伏期較長（六星期至六個月），又和輸血有關連的是乙型肝炎（hepatitis B）。1965 年醫學家 Dr. Baruch Blumberg 在研究免疫反應時從一名澳洲土著的血液中找到乙肝抗原，故早期乙肝抗原又被稱為澳洲抗原（Australia antigen）。他因而斷定其為血傳播肝炎的病源，並在 1976 年獲頒諾貝爾醫學獎。七十年代另一些科學家從其他肝炎病人糞便中找到新病毒，並在電子顯微鏡下確認為甲型肝炎病毒。甲肝乙肝塵埃落定，但是還有一些肝炎病人似是受感染而未能分離病毒，統稱為「非甲非乙肝炎」（hepatitis non-A non-B），這個分類方式也維持了十多年。

甲肝乙肝的發現，是當代科學發展的里程碑，甲肝某程度上是電子顯微鏡的發展寫照，而乙肝則是免疫研究的成就。1978 年印度發生「非甲非乙」肝炎疫症，起源是在病理上和甲肝相似的戊型肝炎（戊肝）病毒。丙型肝炎（丙肝）的發現也絕對不算是偶然，而是基因研究的副產品。直到 1989 年左右，科學家從「非甲非乙肝炎」病人血液找到病毒基因，從此破解了大部分剩餘的肝炎疑案。丙肝的傳播主要通過受感染血液從人傳人，與乙肝和愛滋病十分相似，但性傳播相對效率低。和乙肝一樣但更甚的是，丙肝慢性感染十分普遍，而殺傷力又比愛滋病低！丙肝分成多個亞型，是同一丙肝病毒在傳播時，基因經歷變化而產生的分支類型。不同的亞型往往反映其地區分佈，也和不同的傳播途徑有關連。例如 6a 型在香港、南中國和一些東南亞國家傳播，4a 型在埃及十分普遍，而 1a 型則在美洲繼續傳播。丙肝的亞型分佈令我們更了解病毒在地理方面的傳播情況。發現丙肝病毒的科學家 Michael Houghton、Harvey Alter 和 Charles Rice，在三十年後的 2020 年獲得了諾貝爾醫學獎。

表 3.4.1 比較甲、乙、丙、戊型四種病毒性肝炎

	甲型肝炎 hepatitis A	**乙型肝炎 hepatitis B**	**丙型肝炎 hepatitis C**	**戊型肝炎 hepatitis D**
病毒類型	picornavirus	hepadnavirus	flavivirus	hepevirus
病毒核酸（nucleic acid）	核糖核酸（RNA）	脫氧核糖核酸（DNA）	核糖核酸（RNA）	核糖核酸（RNA）
傳播途徑	口糞傳播：不潔食物和水源	腸胃外傳播：母嬰傳染、性行為、共用注射器	腸胃外傳播：輸血、性行為、共用注射器	口糞傳播：不潔食物和水源
慢性病	一般不會發生	10%	可以高達 80%	一般不會發生
治療	緩解症狀的治療	部分病者需要接受抗病毒藥治療	部分病者需要接受直擊抗病毒藥治療	緩解症狀的治療

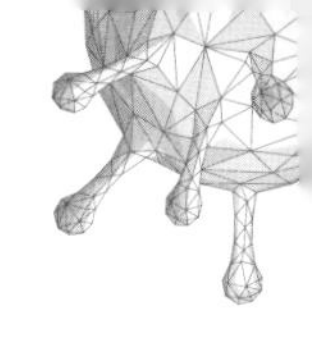

丙肝可望絕跡？

既然丙肝和輸血有關連，只要血液安全有保障，要它絕跡人類社會應該是指日可待？過去多年，輸血服務機構努力鑽研，加強篩查血液，務求盡可能檢測任何存在的傳染病原，減少輸血引起的不良反應。

多年前當丙肝仍是「非甲非乙肝炎」的時候，精確的丙肝測試根本不存在。由於肝臟因病毒性肝炎感染受損，肝細胞將肝酵素釋放到血液中，輸血服務於是以肝酵素水平作指標，剔除可能含病毒的血液樣本。這個檢測方法敏感度和精確性都不高，但不失為一個可行的保障血液安全方法。上世紀九十年代，丙肝抗體測試面世，驗血可以準確診斷感染。幾年後科技發展迅速，敏感度更隨著新一代測試投產而進一步提升。不過抗體測試只可以判斷一個人曾否感染丙肝，而不能分辨病毒是否仍存體內。踏入二十一世紀，核酸測試逐漸成為常規。假使懷疑受感染，可以透過驗血檢測丙肝的基因核酸（RNA），確定丙肝感染是否活躍，應否接受治療。曾幾何時，輸入不潔血液是傳播丙肝的一個主要途徑，但隨著血液篩查程序越趨嚴謹，輸血的剩餘危機（residual risk）越來越小。今天到紅十字會輸血服務中心捐血，所檢測的不只是愛滋病病毒，還有乙肝、丙肝等病毒，所用的測試方法亦早已包含敏感度高的核酸檢測。在資源充裕的發達國家，因輸血而導致丙肝的情況已幾乎絕跡，根本沒有什麼新個案是從輸入有問題血液所致。取而代之的是共用針筒或使用不潔注射器的吸毒者，不論在任何國家或地區，注射毒品已幾乎是丙肝的唯一高危因素！

丙肝與我無關

丙肝歷史雖短，但治療的發展頗快。以往治療丙肝引致的慢性肝炎所用的主要是壓抑病毒生長的干擾素（interferon）和利巴韋林（ribavirin），除了藥力沒有針對性外，還需要接受重複注射，而成效只有 50% 左右。直擊抗病毒藥（direct-acting antiviral）治療是嶄新的方法，包含針對丙肝病毒的兩三種口服藥物，效果超過九成，而療程比較傳統方案短。現時丙肝已非不治之症，而是可以根治的傳染病。新的治療方法對高活躍性丙型肝炎的療效不錯，不過除了醫學界對丙肝治療的進程雀躍外，一般市民並不關心丙肝，為什麼呢？

全球約有一百七十萬人受丙肝感染，相對於三百五十萬宗乙肝所致的慢性肝病，其實並不算少。丙肝在注射海洛英的人群當中十分普遍，感染者所佔百分比每每超過 50% 以上，香港中文大學一項研究亦確定靜脈吸毒者中感染丙肝的超過 80%[3]。今天幾乎每一宗丙肝病例都是和靜脈注射海洛英有關，因此一般市民的關注無可避免會和他們對吸毒的態度掛鉤。漸漸地丙肝彷彿成為了吸毒專有的病症，是個人行為的後遺症，所以不吸毒的人自然不會關注，丙肝也因而變得越來越「與我何干」。

千禧過後治療丙肝的藥物發展得很快，現時所用的直擊抗病毒藥療法非常有效，而且副作用不多。新治療法並沒有為眾多病者帶來太多喜悅，說到底金錢是一項重要考慮。吸毒者一般並非經濟充裕的一群，而丙肝的治療費用動輒數萬港元，能理解而又負擔得起治療的能有幾人？儘管香港的公營服務（即醫管局）有提供丙肝治療，但以往病者需要自費買新藥，到了 2020 年才統一以公費治療丙肝！有效的治療還需要有測試和臨床轉介等配套服務，要達至高覆蓋率並非易事。歸根結柢，弱勢社群欠缺議價能力，加上所涉行為不被認同，是丙肝病者最大的敵人。

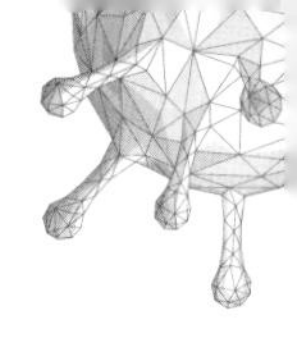

丙肝何去何從

注射毒品帶來的傳染病不只是丙肝，還有愛滋病、破傷風、皮膚感染等。丙肝是弱勢社群傳染病，要有效控制感染絕非易事。吸毒者社群是很多國家丙肝的重災區，就算今天開始杜絕丙肝，留下來原有丙肝個案也夠我們忙碌一輩子。在埃及，多年前因血吸蟲病肆虐而促使政府加強推廣治療，由於感染控制措施不當，注射血吸蟲病藥物的不潔針具變成丙肝傳播的工具，到今天仍未完全解決。至於血液安全，儘管很多國家或地區已能做到檢測大部分捐血，但是貧窮地方仍是輸入不潔血液的高危地方。丙肝還有一個較少人提及的性傳播途徑，在全球不少地方的男男性接觸者（MSM，即 men who have sex with men）之間傳播。從這些現象看來，丙肝的傳播範圍包括了被邊緣化的弱勢社群、貧窮社區，還有社會上某些隱蔽人士，要全面解決並非易事。

2016 年世界衛生大會通過《2016–2021 年全球衛生部門關於病毒性肝炎的戰略》，陳述了一個新的消滅肝炎目標，務求要在 2030 年消除病毒性肝炎的公共衛生威脅。文件所指的病毒性肝炎，便是在全球肆虐的乙肝和丙肝。以 2015 年的情況作基線，世衛的戰略是要將病毒性肝炎的發病率降低 90%，死亡率降低 65%。現時治療丙肝的抗病毒藥無論在療效和安全性已比上世紀八九十年代進步得多，除了政府需要投放資源，還得策略性設計防治方案，才能將病毒從人類社會徹底消滅。

原文載《醫藥人》，2007 年 11 月

---

3 Wong NS, Chan PC, Lee SS, Lee SL, Lee CK. A multilevel approach for assessing the variability of hepatitis C prevalence in injection drug users by their gathering places. *International Journal of Infectious Diseases* 2013;17（3）: e193-8. http://dx.doi.org/10.1016/j.ijid.2012.10.004.

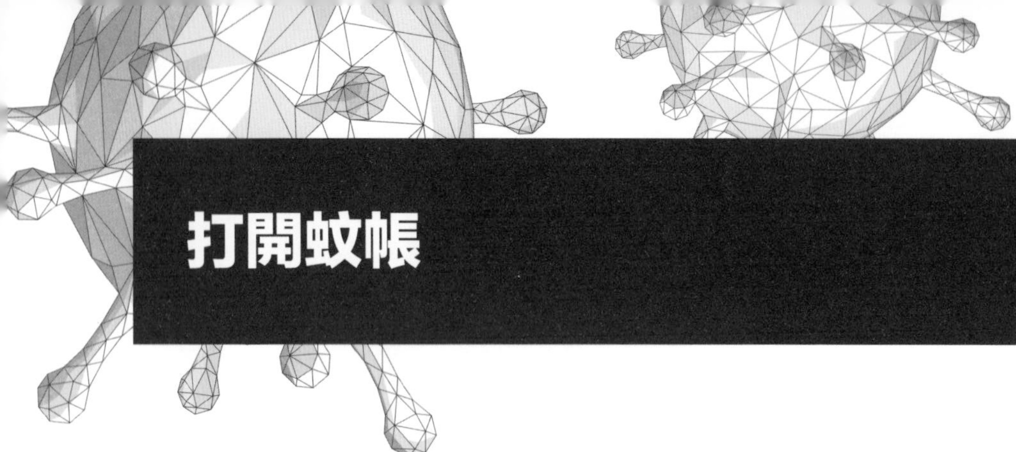

打開蚊帳

瘧疾（malaria）是由蚊傳播的寄生蟲病，每年發生個案估計超過二億宗，而當中數十萬人死亡。瘧疾是全球基金（Global Fund）針對性抗擊的三大傳染病之一，其餘兩病為愛滋病和結核病。社會進步令衛生情況改善，但瘧疾並無減少，而且治療用藥的抗藥性有增無減，疫苗發展遙遙無期。是蚊子越來越惡毒？寄生蟲魔高千丈？還是防控策略出現偏差？

重讀歷史

我想香港市民確是幸福，很多中小學生連「瘧疾」兩字也從未聽過寫過。瘧疾是瘧蚊（*Anopheles*）透過針咬將瘧原蟲（*Plasmodium*）帶進人體內，繼而成為對身體造成傷害的傳染病。嚴格來説，瘧原蟲歸類為寄生蟲。一般而言，寄生蟲是體積頗大而絕不細微的生物，瘧原蟲則是同類生物中最細小的單細胞寄生蟲。瘧原蟲的生命週期極其複雜，經歷蚊子和人類兩個不同宿主。進入人體後，它細小的軀體讓它藏匿在血細胞內。病者輕則發熱，重者導致貧血、血溶症。瘧原蟲亦會阻塞血管而導致腎臟受損等併發症。瘧疾歷史久遠，在差不多五千年前的中國已有聽聞，而其症狀亦記載於《黃帝內經》。瘧疾的歷史其實某程度上是人類醫學歷史的縮影，更有趣的是香港在瘧疾史也佔了一席位。

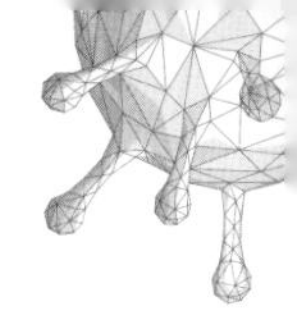

還記得在香港大學念醫科時，沙宣道醫學院所在地的建築物之一是白文信樓（Patrick Manson Building）。Patrick Manson 是香港西醫學院的始創人，而西醫學院便是港大醫學院甚至香港大學的前身。Patrick Manson 是十九世紀舉足輕重的寄生蟲學家，他發現絲蟲病（filariasis）是由蚊傳播，亦同時指出包括瘧疾等傳染病是以蚊蟲作媒介散播。及後科學家 Ronald Ross 受他影響，進行研究發現鳥類瘧疾可由蚊傳播，並且憑此獲得 1902 年諾貝爾醫學獎。至於人類瘧疾方面，一組意大利醫學家進行了研究，並以瘧蚊感染健康自願者而確立傳播途徑[4]。發現瘧疾寄生蟲的是法國醫生 Alphonse Laveran，他憑此獲得 1907 年諾貝爾醫學獎。

Patrick Manson 堪稱「熱帶病學之父」（Father of Tropical Medicine），而他對香港醫學發展的影響極之深遠。這麼多年來，醫學研究突飛猛進，但是瘧疾在人類社會繼續傳播，彷佛在原地踏步，似乎有點諷刺。

醫藥和傳統智慧

瘧疾是寄生蟲引起的傳染病，可引致失救，後果嚴重，全球的注意力落在處方有效藥物。Alphonse Laveran 研究瘧疾，用顯微鏡顯示病者血液中的瘧原蟲，確立了診斷瘧疾的基礎。至於治療瘧疾的藥物，由發現到演變均反映了藥物學發展的過程。今天的藥物研發大都以生物科技為主，是實證醫學的伙伴，和傳統醫藥壁壘分明，情況和數百年前的醫藥發展有很大分歧，而瘧疾正好説明這個過往現象。

---

4 文獻回顧發現瘧疾的歷史，記錄意大利醫生 Grassi 在 1898 年通過瘧蚊的叮咬將感染傳播給未感染的人。
Cox FEG. History of the discovery of the malaria parasites and their vectors. *Parasites & Vectors* 2010;3:5. doi: 10.1186/1756-3305-3-5.

金雞納霜（quinine）是早期瘧疾的標準治療用藥，十七世紀由西班牙人從南美洲秘魯引入。金雞納霜取自金雞納樹的樹皮，有退燒和殺死體內瘧原蟲的功能，醫學界沿用至二十世紀，至今仍會在某些情況下使用。過去幾十年陸續有新的抗瘧疾藥推出應用，但好景不常，一些藥物由於產生抗藥性而逐漸失效。當國際專家們十分苦惱之際，以 artemisinin 為中心的藥物方案成為治療瘧疾的新典範。Artemisinin 即是青蒿素（qinghaosu），在一千年前的中國已被用作治療瘧疾的藥物。中國學者在上世紀七十年代從植物提煉青蒿素，千禧過後才受國際社會注視，世界衛生組織建議在抗藥性嚴重國家廣泛使用青蒿素。2015 年，中國專家屠呦呦因瘧疾治療的新療法獲頒發諾貝爾醫學獎。

中西藥可以結合使用嗎？想起一位病者曾對我説：「我是不會用西藥的，中藥來自自然界的動植物，沒有副作用，而西藥也不是保證有效。」儘管我向他解釋他應該服藥（他是愛滋病病毒感染者），但也明白這種天下二分的想法已是根深蒂固，也反映了學問定位的重要性，而各不相讓只會帶來無謂爭論和猜疑。如果「藥」在現代醫療系統的定義是以有效治療最多病人為依歸，那麼「藥」實在無分中西，只分有效無效。金雞納霜和青蒿素都是傳統藥物，但成功納入當代醫療系統，成為標準治療瘧疾藥物，正面影響公共衛生。

藥到病不除？

藥物的發明和發現，沒有阻止瘧疾擴散，全球每年因瘧疾死亡的仍然有一百萬之眾，這明顯是嚴重公共衛生問題。瘧疾是經蚊子傳播的疾病，蚊子吸食血液時連帶將寄生蟲吸了過來，寄生蟲在蚊的體內成長，再透過襲擊另一人時將寄生蟲傳給他／她。現時的抗瘧疾藥有

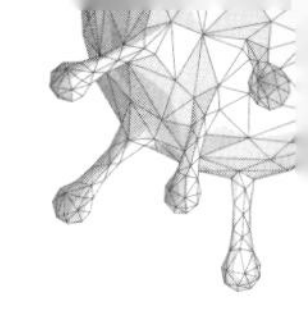

兩種用法：一方面治療受感染的病人，將體內的瘧原蟲消滅；另一方面為健康的高危人士透過服藥以預防受感染。現時的抗瘧疾藥不盡完善，但就算百分百有效，根本不能有效控制全球性的瘧疾疫症。此話從何說起？

病人接受有效治療，是任何社會的醫療系統所應該做的。不過，當瘧疾病者接受治療之際，感染經已發生，而接受治療的往往只是全部受感染者中的一部分，更可能只是一小部分。現今有效的抗瘧疾藥只能將體內寄生蟲清除，使蚊子侵襲時吸食不到帶寄生蟲的血餐。假如接受治療的只佔所有感染者的一小部分，那麼抗瘧疾治療並不可能有效控制擴散，最多只能惠及患者本人而已。由於瘧原蟲的生命週期複雜，設計疫苗的困難很大，情況和對抗其他體積更大的寄生蟲一樣。染上瘧疾的人並不能自此免疫，但重複感染者可能產生部分保護性免疫力。這種「半免疫」的人仍然可以被瘧原蟲感染，只是可能不會發展成嚴重的疾病。至於預防性的抗瘧疾藥物療法，一般是為某些旅客而設。當一個來自非瘧疾疫區的旅客計劃到疫區旅遊或工作，服用抗瘧疾藥可以預防感染，而這種措施亦只可以保護一小撮過境旅客，或極其量減低引進瘧疾至非疫區的危機。至於減輕疫病擴散，想是杯水車薪吧。

抗瘧疾藥一般只對個人有用，對公共衛生並不能發揮很大作用，情況跟其他如結核病（TB）等傳染病不同。TB 是人傳人的傳染病，只要大部分感染者接受有效抗結核治療，可以大大縮小感染源的影響範圍。相反地，瘧疾並非直接人傳人的傳染病，抗瘧疾藥不能直接打擊受感染的蚊子，只能減少牠們部分的血餐，所以要達到防控目標，真是談何容易。

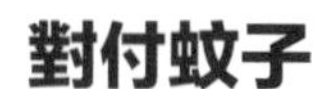

對付蚊子

既然抗瘧疾藥物治療並非公共衛生良策，我們可以怎樣做？進行大規模滅蚊行動？理論上可行但實際不行！要令蚊子絕跡真是遙不可及。昆蟲世界和人類社會共存，小小的一隻蚊似乎不難對付，但千百萬億蚊子聚集起來形成的力量不容忽視，昆蟲絕對是殺之不盡，且稍有差池可能引發生態危機。從另一角度看，蚊子只不過是受瘧疾寄生蟲感染的受害者……

對抗傳染病，避免接觸病源是其中一種較為有效的方法。不要輕看人類習以為常用來驅蚊的簡單方法，很多時候只要策略性地使用，是可以很有效防蚊的。例如，瘧疾蚊習慣在人類睡熟時飽餐一頓，假如人們廣泛在睡床設蚊帳，應該可以有效避免蚊子襲擊。如果在蚊帳加殺蚊藥，效果就會更大。這個聽起來顯淺的道理似乎從來未被嚴肅對待，直至最近才受到科學家正視。要知道，以蚊帳對付瘧疾成功與否取決於覆蓋面。假設只有小部分人長期使用蚊帳，瘧疾定必繼續擴散，情況和接種疫苗相似，假設今天香港只有小部分人接種小兒麻痺症疫苗，病毒的擴散必然變得十分嚴重。

美國哥倫比亞大學地球研究所（Earth Institute）的 Jeffrey Sachs 是鼓吹大規模使用睡床蚊帳的重要人物，他認為過往忽略蚊帳是不對的，並策動在非洲展開大型行動分發蚊帳。用蚊帳防瘧疾的成本遠比藥物低，每年保護一個人的費用只是美元幾毛錢，而目前蚊帳的覆蓋率只有大概十分一，要達到公共衛生目標所需的資金投入也高達三十億美元。《刺針》（*The Lancet*）和《科學》（*Science*）等重量級醫學雜誌都曾廣泛報道蚊帳防瘧疾的新看法，不過香港媒體普遍對第三世界國家問題並不關注，自然鮮有報道。

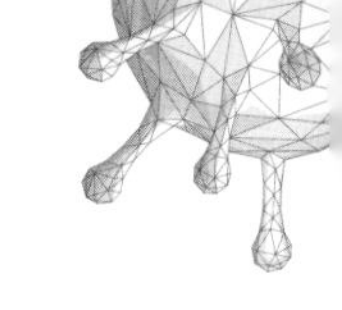

和平共存

昆蟲和微生物也是生物，某程度上和人類相似，在同一天空下，人類只可以作適當防備，不能事事大開殺戒。假設全球瘧疾疫區均百分百使用蚊帳，寄生蟲便會無從走進人類世界，蚊子體內也不支援它們有效繁殖，最後只好逐漸從生物世界中被淘汰。疫苗的作用也相類似，有效的疫苗可以令細菌病毒「自然地」喪失生存空間，而不是將它們滅絕。「人高一尺，菌高一丈」，任何手段都會促使微生物另覓空間，不過激烈方式並不一定有利，抗藥性細菌的滋生，不就是人類嚴擊微生物的後遺症？

人類和微生物千絲萬縷的關係，並不能簡單地分辨敵我。有趣地，一些非洲瘧疾肆虐的國家，同時流行一種名為「鐮狀細胞貧血」（sickle cell anaemia）的遺傳病，這類病者染瘧疾的機率比健康人士為低。究其根源，是因為鐮狀細胞貧血病人的紅血球變形，不太適合瘧疾寄生蟲棲息，反而保障了病者！這故事對高傲的人類應有點啟發作用吧。傳染病的控制，目標不在殲滅什麼什麼，而是尋求新的生存平衡點。

原文載《醫藥人》，2008 年 2 月

世代相傳話 TB

過去近百年，香港的衛生環境改善了不少，以往很多常見傳染病越來越罕見。可是，結核病是個例外。現時結核病的治療已相當理想，所需的藥物治療更是富庶的香港絕對能夠負擔的，但每年仍有數千呈報案例，相對於歐美國家算是高企。每年幾千宗個案不是小數目，結核病世代相傳、無法「斷尾」的原因何在？ 是因為香港的傳染病防控措施出現問題？ 是結核病變質所致？ 還是……

TB 的「傳＋染＋病」

結核病（俗稱肺癆、癆病，即 tuberculosis 或簡稱 TB）一般稱為肺結核，是經空氣傳播的結核菌所致的一種傳染病。TB 是了解傳染病的一個好媒介，我們平時談論傳染病時，很容易忽略了它包含的不單只是一個而是三個元素：「傳」、「染」和「病」。「傳」是指傳播，也包括了病原體的傳播途徑，以 TB 為例，即是病者咳嗽時將細菌帶到空氣當中，使其他人有可能接觸到結核菌。「染」即是感染，是通過特定的傳播途徑，令細菌從某病者帶到另一個人身上。結核菌從一個 TB 病者跑到另一人的呼吸道，造成新的感染。「病」就是身體切切實實感到不適，呈現病徵病狀的現象。從另一個角度看，「傳」並不一定「染」，而「染」又不一定致「病」。

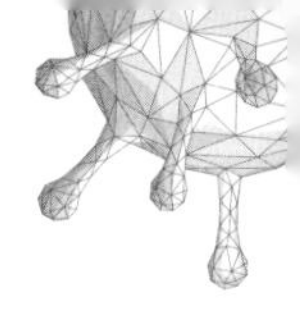

患上結核病的人體內（特別是肺部）細菌量高，咳嗽時會將結核菌散播到空氣中，密切接觸人士受到感染的機率很大。不過，感染結核菌的人只有十分一發病，其餘九成從此染上全無徵狀的隱性結核感染（latent TB infection，簡稱 LTBI）。結核菌體積不大，躲藏在感染者體內的細胞，免疫系統有效控制生長但不能將之消滅。一般而言，隱性結核感染者一生中大概有十分一機率發生再激活結核病（TB reactivation）。身體抵抗力有缺陷的人病倒的風險較大。結核病的病情可輕可重，肺結核（pulmonary TB）的主要病徵是長期咳嗽、吐血、消瘦等。結核病也會影響肺以外的身體部位（extra-pulmonary TB），包括腎臟、脊柱或大腦，症狀因所涉及的器官而異。

既然稱得上是傳染病，到底 TB 有多普遍？香港每年呈報衞生署的案例有數千宗，對一個七百多萬人口的地方來說，數目算不少。事實上，全球估計有大概三分一人口已感染結核菌！自然地，第三世界國家的感染率偏高是不爭的事實，而 TB 疫症更是年復年的繼續傳播。由於 TB 感染人數多，加上經空氣傳播，接觸到病者的機率不小，「傳」得自然很快。至於「染」和「病」的情況則取決於社會環境和醫療設施，也與個人體質和抵抗力有關。

滄海桑田話 TB

TB 並不是新發現的衞生問題，而是年代久遠的疫症。考古探索曾帶來不少相關醫學啟示，例如在埃及木乃伊身上發現神經系統結核病的痕跡，證實 TB 和人類共存了超過五千年。醫學論理學鼻祖 Hippocrates 在二千多年前曾經論述 TB，認為是當時極之普遍的疾病。不過致病的細菌要到一百多年前才由 Robert Koch 發現，而發現結核菌的日子——3 月 24 日——便是世界衞生組織定下的世界結核病日（World TB Day）。

今天，TB 患者可以透過使用混合抗生素（即同時使用幾種抗結核菌藥物）達到治療的效果，這是以往病人從未想過的療法。直至百多年前，結核病病人所接受的最有效治療只是休息、呼吸清新空氣，療養院更是 TB 治療的不二法門。這些不針對細菌的療法主要是透過加強病者的抵抗力，好令感染者的病情減退，亦正正突顯傳染病三個字當中「染」和「病」的關係。由於感染者發病的其中一個主因是抵抗力敗退，所以有健康的體魄就自然可以使病者的病情減輕，故此空氣和營養都是有利於促進復原。不過，相對於抗生素，這些「自然」療法的效能比較難以保證，過去幾十年抗生素亦已徹底扭轉了 TB 病史，TB 也不再是不治之症。

人類和 TB 的持久戰

這幾千年來，人類社會不斷進步，衛生環境好了，科學突飛猛進，但是 TB 個案有增無減，何解？結核菌存在人類社會並透過空氣傳播，這是由於大部分感染者表現健康，所以細菌在不知不覺間不斷擴散。地球人口多了，聚居城市的人更是快速增長，細菌自然形影不離的追隨。結核菌並不藏於泥土，而是蟄居在人體細胞內，結核菌可以在體內長時間生存，待病者抵抗力欠佳時再次激活結核病。現時使用的抗結核藥物只能壓抑細菌生長，而不能把它們清除。就這樣日復日、年復年、世紀復世紀地，結核菌傳完又染，染完又傳的在人類社會不知翻了多少翻！

在「傳＋染＋病」概念中，結核菌的傳染只是一個開端環節，沒有引發疾病的話便沒有實質問題。假設一條村莊每個人都受了結核菌感染但全無病象，村民自己不會有什麼感覺，衛生部門不可能進行調查，媒體不感興趣……或者說 TB 根本不會是一個課題！香港每年有幾千例 TB 個案，每個都是有「病」的感染者，可能是因為咳嗽、吐

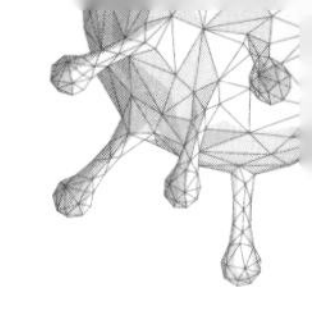

血、長期發燒、消瘦等不適前往求醫。如果全部只是有「傳＋染」而沒有「病」，想也不會呈報衛生署。由此看來，眼前的問題不再是為何 TB 感染多，而是為什麼因 TB 病倒的人那麼多？

感染結核菌者發病與否，與個人免疫功能有重要關係。愛滋病病毒感染者是一個很好的例子，由於免疫系統受破壞，他們病倒的機率是每年 10%，而並非一生中的 10%。從此看來，TB 發病機率和個人健康有莫大關連。若然將同一概念推到人群當中，有什麼因素會令到同一城市或國家的人民抵抗力衰退？ 第三世界國家的共同敵人是貧窮，它帶來營養不良而導致普遍性的免疫能力不足，促使感染者發病，加上醫療衛生差和藥物欠奉，有病的得不到適當照顧之餘，更會將細菌繼續擴散。美國是發達國家，但是貧民聚居的州市情況和第三世界國家分別不大，加上愛滋病病毒感染肆虐，令 TB 菌乘虛而入。歐美國家原來的 TB 感染率不高，但是來自高感染國家的移民或其他遊客將細菌帶入國境，縱使醫療系統比較健全，也不能阻止 TB 繼續擴散。

TB 見證社會的變遷

香港的情況頗為獨特，儘管相對數十年前 TB 個案（即病者）已下降不少，但是實質數目仍然很大。香港的愛滋病病毒感染率不高，醫療系統運行良好，藥物充裕，原因何在？ 人口老化是主要原因，現時呈報 TB 個案當中，超過半數年齡在五十五歲或以上。隨著年齡增長，接觸 TB 菌的累積風險自然增加。一個十來歲的小伙子可能從沒碰過受感染的人，但是一個已生活半世紀以上的人就可不一樣，或多或少曾經和結核菌感染者相處過，受到「傳＋染」。長者還有另一個特點，是抵抗力較差，因感染而發病的風險明顯較年青人大。換句話說，社會上年長的人多了，受TB 感染者數目自然「水漲船高」，而發病率相繼上升。那麼，人口結構和香港相若的國家或地區，其 TB 個案情況是否也和香港相類似？我們的近鄰新加坡和日本有著同樣的人口老化問題，兩地近年的 TB 個案，長者也佔大半。

假使衛生環境繼續進步，結核菌的傳播減少，就算人口老化，發病個案數目最終會下降嗎？理論上這推測可以成立，但不要忘記香港是一個開放城市，更是中國的一部分。每年因不同原因長居短住香港的人以百萬計，更有港人到中國內地和世界各地生活再回港，細菌就是如此這般的長留香港，不因衛生進步而減少。在歐美國家，來自亞洲的移民已被定性為 TB 高危一族。TB 見證著社會變遷：非洲地區的 TB 反映了當地惡劣衛生環境，歐美國家則視 TB 為愛滋病指標和移民問題，人口老化的城市又將 TB 看作新的傳染病挑戰。

展望將來，人越來越長壽，人民對政府在疾病控制和醫療的要求也越來越高，但這一切都是有代價的。細菌也是生命，它們不斷和人類爭取生存空間，戰勝疾病只可以是口號，我們可能要重新構思和細菌共存的平衡點！

原文載《醫藥人》，2007 年 9 月

三分一個世紀

1985 年香港發現首例愛滋病（AIDS），轉眼過了三分一個世紀。中學時代常寫的什麼「光陰似箭，日月如梭」，今天才覺得形容十分貼切而絕不老套。八十年代我在港大醫學院畢業時，「愛滋病」是個新名詞，沒想過之後會演變成為「世紀絕症」，更沒想過它後來成為我在醫療工作生涯的重點，且持續到今天。

愛滋病等於絶症
性濫交對象越多
染上機會越高
AIDS 愛滋病
愛滋病免費諮詢服務熱線電話
3-7802211
諮詢者毋須透露姓名 一切資料絕對保密

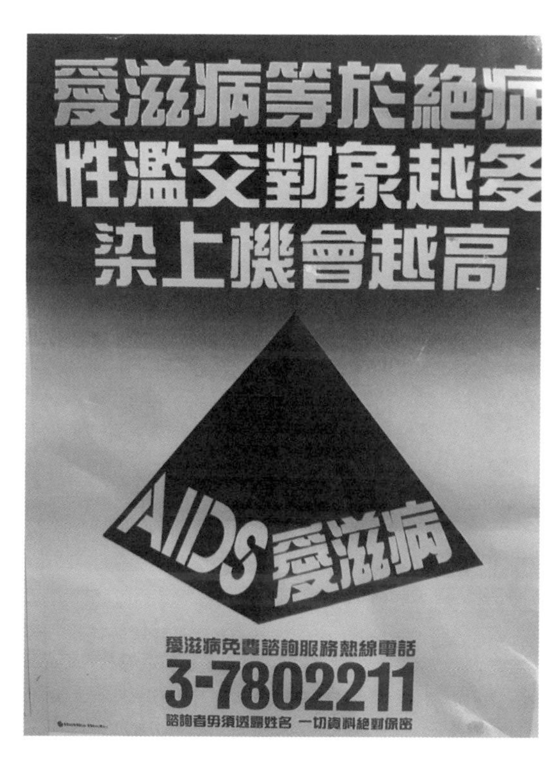

圖 3.7.1 上世紀八十年代香港政府宣傳預防愛滋病所用的黑色金字塔標誌

那火紅的年代

愛滋病在香港的最初幾年，給市民的印象是模糊的，這個神秘病魔起源於老遠的美國，又和男同性戀者（現稱「男男性接觸者」）有關，太遙遠了。1985 年，愛滋病病毒抗體測試被採納，醫學界亦了解愛滋病是病毒引起的疾病，但由於本地個案不多，始終未受普羅大眾關注。1992 年起的一兩年間，香港發生了好些事情把我們喚醒，原來我們可以和愛滋病如此近距離接觸，這些片段依舊歷歷在目，彷彿是昨天的事。

上世紀九十年代香港一份名為 *Window* 的英文雜誌，某期刊登了一篇訪問，內容有關一位愛好藝術的外籍本地牙醫 Mike Sinclair 透露自己染上愛滋病病毒，這段話帶來的震撼是他始料不及的。由於當時的訪問隱去了牙醫的真實資料，其後媒體記者到處訪尋這位牙醫，想知道他是否仍然執業、姓什名誰、診所在哪裡。市民關心自己有沒有感染的危險，不明白牙醫為何不理病人死活帶病行醫。議員的矛頭指向政府，埋怨沒有監管，又懷疑法律是否有漏洞。最難過的是：我所尊重的醫學界專家前輩們當刻忽然變了小孩子，不停追問：「我不認識愛滋病，可否給我資料？」「為何沒有指引？」「我不明白⋯⋯」

牙醫事件只是一個引子，隨後而來是教人心酸的明仔事件。一個原本已因先天性血友病（haemophilia）而容易流血不止的多病小朋友，卻又因染上愛滋病而遭白眼，不能到學校接受教育。我原以為讓小朋友上學是老師校長教育官員的首要任務，不過當時大眾最關心的是：「明仔會對其他學生構成危險嗎？」「老師的安全得到保障嗎？」「醫生，你能百分百肯定嗎？」家長問：「我們不是歧視他，但為什麼不乾脆把他送到特殊學校，讓他得到照顧之餘又不危害他人？」官

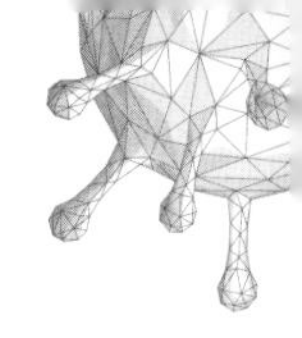

員問：「特殊學校要有多特殊？愛滋病可以透過血液傳播，那麼學校急救程序會構成危險嗎？為什麼沒有指引？」於是，當時的教育署長下令三個月內「造」好指引，一天也不能多！那邊廂，懲教署高官問：「有愛滋病的犯人應該怎樣處理？越南難民營又如何？法律專家想知道愛滋病應否影響量刑。」甚至連健身中心也費煞思量，考慮應否為顧客驗血，婉拒感染者加入，以免影響其他健身人士。

1991 年我開始主理衛生署愛滋病工作，是當年資歷最淺的主任醫生，但這一切促使我快速成長。在互聯網未普遍的年代，熟讀國際間認可資料是頭號大事。開會之後是開會、見傳媒、寫報告。應對總不能望著講稿，每天回答那些答不完的問題，設計各式各樣不同教材，寫那些寫不盡的專業守則指引……在這火紅的年代，我還沒有自己的辦公室，傳呼機是我的通訊工具。

六年抗爭

1995 年，全球各地的愛滋病學者都著眼研究新抗病毒藥，愛滋病的治療漸露曙光。儘管當時的研究仍欠突破，但已感受到必須盡早計劃擴大臨床服務，及早準備新時代的來臨。其實病人最需要的不是醫院病床，更不是隔離護理，而是融入社區的門診式治療。始料不及的是計劃很快便因為需要諮詢區議會而曝光，診所附近居民的反對聲音一發不可收拾。這是典型的 NIMBY 現象（not in my backyard syndrome），居民不歡迎在他們的後院（backyard，意思是鄰域）設立任何和他們沒關係的設施。理直氣壯的居民說他們絕非歧視愛滋病患者，但覺得十分無奈，不明白為何要在他們的家門口開設愛滋病醫院。「不是醫院，是普通診所。」「把危險的病人放在普通診所，會危害居民。」「愛滋病不會構成危險，不會因社交接觸而傳播。」「這是缺乏諮詢，我們需要的是皮膚科門診，居民沒有愛滋病。」「診所會帶來吸毒者、妓女……他們很多有愛滋病，會影響我們的下一代。」「香港的高危人群感染率不高，和一般人無異。」「你是說我們和妓女一樣！」這場抗爭到 1999 年診所開幕的那天還沒解決，維持了一共六年！

今天的年輕人可能奇怪當年為何沒有人引用反歧視法例處理抗爭。我們熟識的《殘疾歧視條例》是 1996 年才生效，平等機會委員會是其後才逐漸展開工作。某程度上抗爭事件令政府清晰地將愛滋病列入法案條文，防止將來再有類似事件的發生，但對當年首當其衝的病人、家人和醫療工作者的幫助只是聊勝於無。NIMBY 心態並不能單靠法律去抗衡，最好的法律也改變不了人的心態，而明顯歧視他人的小眾永遠感覺不到自己的歧視心態，還覺得受盡委屈。早年精神病康復服務的設立，也面對同樣問題，今天要搬遷照顧吸毒者的美沙酮診所，也不見得更容易。午夜夢迴，六年抗爭帶來的回憶不易磨滅，同事們更有點孤軍上路的感覺。儘管自覺理據充分，卻見不到多少政治組織或民間團體聲援。也許他們不想刺激反對者，好讓事件平靜下來吧。

再非不治的不治之症

對愛滋病患者來說，過去三分一世紀最大的轉變是抗病毒藥物的誕生。上世紀八十年代愛滋病是經典的不治之症，只要驗血檢測抗體陽性，他們如同被宣判死刑。感染者一般三五年間發病，能夠活上七年的算是不錯。往日宣傳語句中的「潛伏期可以長達七年……」是這樣衍生出來的。由於恐慌和周圍的歧視目光，病者的生活頗為痛苦。九十年代中期，俗稱雞尾酒療法的混合抗病毒藥方案推出，經過數年考驗，終於徹底改變大部分感染者的命運。病者只需要長期接受治療，每天服用三種或以上的抗病毒藥，持之以恆，免疫功能就大致得

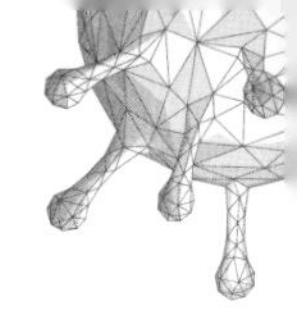

以恢復。自然地，藥物並非絕無副作用，也會因依從性不足而出現耐藥現象，這都成為愛滋病治療的新研究重點。

現時病人服用的抗病毒藥，可以將病毒量大幅減低，這個「大幅」，不是指減至百分之幾，而是幾百、幾千，甚至幾萬分之幾。要找新藥就得超越這個標準，絕對不是易事。過去二十年，每次和一些從事藥物（包括中藥）研究的學者討論愛滋病時，論點常被扯到研發新藥、疫苗、根治等理念。我明白做學問做研究的人都醉心創新，但羅馬並非一朝建成。1985 年香港首次發現愛滋病患者，當時的學者害怕因工作感染病毒的遠比有興趣進行任何研究的多，沒有知識基礎而空談創新是不可能的。套用愛迪生的名句：「天才是百分之一的靈感，百分之九十九汗水。」（Genius is one percent inspiration, ninety-nine percent perspiration.）科技並不能即日創富，憑空又豈能創新？

北望神州

中國內地的變化很大，經濟發展使今天的中國和昨天的中國不再一樣。同樣的三分一世紀，愛滋病見證了時代變遷，是切切實實的一面鏡子。多年來媒體總是傾向報道中國內地愛滋病政策落後、資源不足、專家掌握不到疫情、未能追上社會和病人的需要。這種分析我只能認同一半。三十多年前內地的專家並非不理解愛滋病，政府高官對愛滋病的認識也不比香港低，只是政策制定的過程和決策者的態度不利開展有效的愛滋病防控工作。多年來，內地的愛滋病集中在吸毒人群，他們是沒有議價能力的社會邊緣人。吸毒是政府面對的頭痛問題，對高官來說吸毒者越少越好，因傷因病死亡的並不是新事物，為什麼還要傷腦筋為他們尋找治療方案？ 這種思維並非我們中國人獨有，吸毒者從來不是一些國家民族視作同類的人群。

事情往往不依個人意願發展，當官員專家愛理不理地處理吸毒人群的愛滋問題之際，賣血的後遺症卻在大後方靜悄悄地跑到前台。好端端的青壯農民以賣血幫補生計，一下子就因為不潔的收血用具而感染病毒，引來中外傳媒的關注。高峰時期，每天都有農民遠道由河南及鄰近省份跑到京城衛生部門告狀，希望沉冤得雪。官員可以對吸毒者無動於衷，但人民政府總不能背棄群眾！ 官方花了不少時間鎖定問題，再在重災區進行驗血檢查，愛滋病從此不再是道聽塗説的隱晦議題，正式登上朝廷大堂。十多年前更開始有國家級領導人和病者握手，愛滋病的公眾形象出現變化，加上國外的援助基金到位，整個防治氣候也祥和起來。

回顧這段辛酸的中國愛滋病發展史，資源上的限制是滯後的主因嗎？ 不一定。十年前，一個內地代表團參觀香港各項愛滋病工作，認為我們的資金充裕，有能力治療每一個愛滋病患者。我禮貌地回應：「內地的資金比我們多，已經有人力物力進行愛滋病分子流行病學監測，真的令人羨慕；反觀我們還未有條件開始。」誠然，內地學者做愛滋病研究的資金比我們充裕，實驗室條件不俗，昨天如是，今天如是！ 連疫苗研究也已起步多年，只不過這些發展沒有惠及病人而已。當雞尾酒療法剛剛起步時，內地專家官員一致認定藥物太貴令他們難以推行任何病人服務。我的意見是：「病人最需要的不是藥物，而是最基本的臨床服務。這些服務可以幫助病人預防併發症，提供心理支援，抗病毒藥物是其次。」和外國很多地方一樣，香港的愛滋病臨床服務起步很早且絕不起眼，在沒有什麼有效藥物情況下，絕對是病人得到安慰和尊嚴的地方，更保障健康情況不會無故急促下滑。1996 年抗病毒藥推出，這些臨床服務順理成章地變身治療中心。雖然內地沒有預先為抗病毒治療創造有利的推行條件，不過那邊廂的社會政策是由上而下的推出，透過龐大的官方網絡徹底落實，動

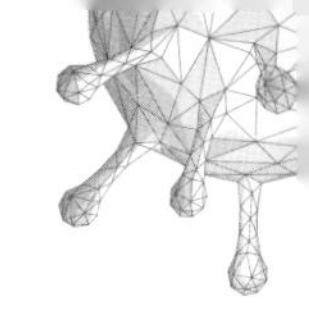

員能力之大往往足以解決資源不足帶來的困境。這和香港先行動、後政策的方向很不一樣。到了今天，中國內地為愛滋病患者而設的抗病毒治療服務和方案，已經和國際社會接軌。

再過三分一世紀

閉上眼睛想，愛滋病在過去幾十年引發的一事一物，有令我感動、感慨的，也有使我激動的……部分至今仍未能釋懷。因為愛滋病，我認識了很多人，很多推動香港愛滋病工作的無名英雄，他們沒有得過什麼紫荊勳章，更從來沒有聽過掌聲。多年來他們的努力使病人生活過得好一些、病毒擴散速度減慢一些。每年我會趁著 12 月 1 日世界愛滋病日，在心中向他們致敬。對抗愛滋病，我們需要的不是一兩個英雄，而是更多不問收穫只問耕耘的香港人。更不希望再經歷火紅年代，縱使病毒仍在，祈望人的生活沒受多大影響。

原文載《明報》，2010 年 11 月 28 日

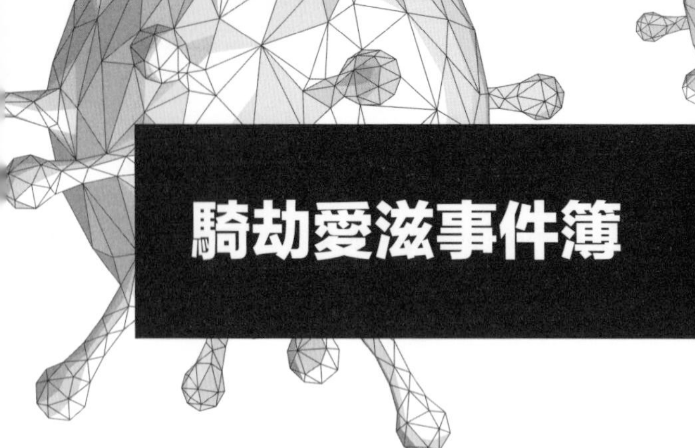

騎劫愛滋事件簿

2018 年一名深圳科技人[5]以基因編輯方法改變胚胎，誕下可能對愛滋病病毒（HIV）免疫的雙胞女嬰。醫學研究的道德規範是媒體報道重點，而事件亦引起學術界廣泛關注。主持研究的這位先生在網上片段親自解說，稱方法對人類有益，並符合醫學倫理道德，表現從容。如果從愛滋病這個角度去看是次事件，科技人的動機是什麼？編輯胚胎基因是一個大題目，為何選擇愛滋病？

今天愛滋病已非絕症，近年香港個案未見急速上升，而一些城市（例如悉尼、三藩市）的愛滋病病毒感染率更呈現下降趨勢。現時抗病毒藥混合治療（俗稱雞尾酒療法）是最佳方案，對患者和預防感染都有好處。如果面對感染者而不處方抗病毒藥，反有違倫理道德。科技人所針對的母嬰傳播問題已是絕無僅有。如果母親感染愛滋病病毒，只要及時處方抗病毒藥，便能有效阻止嬰兒感染。新一代的藥物安全性很高，很多國家地區的兒童感染率極低。由於病例太少，國際間要找一個專門照料愛滋病兒童的兒科醫生反為困難。這時報道新的預防嬰兒感染愛滋病病毒方法，確實有點耐人尋味。

仿效「柏林病人」

愛滋病這個選項或許可以追溯至十多年前的「柏林病人」（Berlin patient）事件。回想上世紀八十和九十年代，愛滋病絕對是典型不

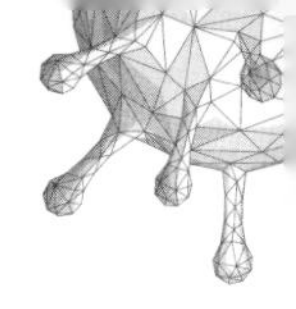

治之症，病者在感染後大多在數年內發病甚至死亡，幾乎無一倖免。1995 年柏林學生 Timothy Ray Brown 感染愛滋病病毒，當時抗病毒藥混合治療尚在研究階段，他沒有接受有效治療。2006 年這位柏林病人患上血癌，經化療後病情不受控制，需要進行骨髓移植。翌年主治醫生幸運地找到一個愛滋病病毒受體（CCR5）基因呈 delta32 遺傳變異的捐贈者，同意捐贈骨髓給柏林病人。CCR5 delta32 變異是什麼？ CCR5 是人體白血細胞都有的一種蛋白，科研發現它是愛滋病病毒的主要受體，病毒一和 CCR5 接上，便會快速進入細胞在人體內形成感染，就算長期服用抗病毒藥都不能將病毒移除。Delta32 是 CCR5 蛋白的一種基因變異，屬遺傳性而並不常見。人類在細胞內的基因是一雙一雙的，任何基因變異同時在兩組基因出現稱為同型結合（homozygous），是極其罕見的現象。柏林病人進行骨髓移植，接受了 CCR5 delta32 變異基因，除了血癌痊癒外，連愛滋病病毒也再接不上他的細胞，多次重複測試也找不到病毒，成為世上第一位根治愛滋病病毒感染的人。柏林病人後來成立基金，贊助進一步的治療愛滋病研究。2020 年他因血癌復發而離世。

以編輯胚胎基因預防愛滋病，方案想是源自柏林病人的先例。方法是將胚胎的 CCR5 基因以新科技製造變異，令嬰兒出生後欠缺有效受體，對愛滋病病毒有保護功能。然而，難道現時沒有方法預防初生嬰兒因母嬰傳播病毒而感染？ 有此必要嗎？ 據報道，深圳女嬰的父親感染愛滋病病毒而母親未受感染。假設父親接受有效的抗病毒治療，一般三數月間病毒量可以由每毫升數百萬粒下降至偵測不到的濃度，他傳染給妻子的機率等於零。如果母親沒有感染，女嬰的感染危

5　科技人——不少報道以「科學家」、「教授」、「學者」尊稱這位編輯胚胎的先生。由於他並非從事科研，項目不屬大學，這些稱呼並不恰當。筆者選擇稱他為「科技人」，反映他是一個工程技術員，以他人的科學建立生產線。這個稱呼沒有貶義，只是正其名。

機在哪裡？難道為了科研，父親沒有接受抗病毒藥治療？編輯基因是新的技術，如果對抗不治之症，在沒有其他替代方案可以應用的情況下研發，相信是合符醫學倫理標準的。可是，如只為應用在阻斷愛滋病病毒母嬰傳播，哪怕只是因利成便，沒有創意之餘更令人摸不著頭腦。

為何揀選愛滋病？

也許科技人的動機是企圖以另類方法達到公共衛生目標，減低全球愛滋病病毒的整體感染率？如果方法成功，只要我們下一代出世前全部編輯胚胎基因，無論將來是否有高危行為，也不受愛滋病病毒感染？這也不可能實現吧，理論上 CCR5 受體 delta32 變異是對抗愛滋病病毒進入細胞的一道防線，但這變異並不能百分百預防病毒入侵，事實上遺傳同型結合的人也有感染愛滋病病毒的可能，只是機率較低。換句話說，這次編輯胚胎基因並不能確保女嬰長大後不受愛滋病病毒感染。據了解，兩女嬰中亦只有一人編輯基因成功。另一方面，長時間的 CCR5 變異對身體有否壞影響是另一未知之數。用編輯胚胎基因來預防愛滋病，等同移植肺臟預防肺炎，縱使沒有違反倫理道德條文，也不可能有助防控愛滋病疫情。我不禁懷疑，科技人究竟認不認識愛滋病？項目的參加者有否充分了解愛滋病的預防方法？難道項目是建基於參加者的無知和社會對愛滋病所持非理性的理解？

歸根結柢，這項工程（對，是工程，不是研究）是編輯胚胎基因技術的示範表演，和愛滋病談不上關係。很可惜，愛滋病是被騎劫了。科技人聰明地選擇了 CCR5 基因作試點，因為此基因功能已被抽絲剝繭，無需再作科學研究。基因編輯方法並非科技人所創，他只是找個好藉口，巧妙地招攬沒有受愛滋病病毒感染的母親摘取胚胎，

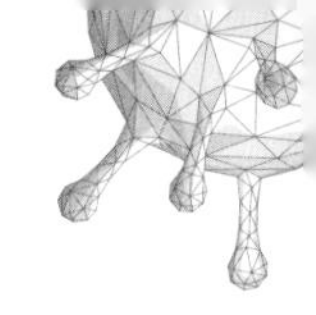

進行編輯工程。只要父親已接受抗病毒治療，母親不可能受感染，而女嬰根本完全沒有可能感染病毒。預防愛滋病只是煙幕，看起來一定「成功」，再追蹤十八年也不會發生感染。訪問中科技人那悲天憫人的發言，説什麼全球愛滋病嬰孩問題嚴重，簡直是一派胡言，聽起來毛骨聳然。如果真的以預防愛滋病病毒感染為目的，為何不以受感染而抗病毒治療失敗的母親為研究目標？無論旁人怎樣批評，他早站在道德高位，扮演好心腸科學家角色。或許因為香港愛滋病個案相對少，他選擇在此地演説就不會有人從愛滋病角度和他唱反調。

醫學倫理何價

回到醫學倫理這個範疇，我覺得有需要從兩個層面去看：一是普世價值；二是規範。經過千百年的演化共融，人類對生命的尊重是存在共同認可的價值觀。無論是科研或醫療服務，都有出於良知的普世價值。什麼倫理委員會和指引只是規範工具，方便大家以共同語言處理事情，就算沒有這些機制，也得尊重普世價值。坊間關注的往往是規範方法，而非學者應有的道德觀。在訪問中，科技人強調實驗已獲某倫理委員會審查通過。他的邏輯是：通過審查的便合乎倫理道德，願意讓自己的嬰兒參與研究的，也就是合乎標準的做法。在電視上聽到中國生命倫理專家、社科院應用倫理研究中心名譽主任邱仁宗的回應，大意指這項研究違反規範。我比較擔心他接著的一句話：「除非修改規則……但到時要看什麼是容許……」連專家關心的也只不過是規範做得妥不妥善，我們的科學良知難道真的那麼薄弱？在各式各樣的科研爭先推出的今天，似乎倫理道德早已淪為一紙證明。我不明白為何在香港舉行的國際學術會議竟然容許一個涉嫌缺德的科技人演講，為他製造宣傳機會。主辦者是否需要考慮會議的倫理道德責任？

儘管在醫學倫理方面科技人面對反對聲音，但已賺取「全球第一」身份和為愛滋病出力的名聲。科技人贏了名聲，中國人卻因此輸掉科研道德。中國國土內對編輯胚胎的需求肯定不少。報道稱科技人替兩女嬰取名「露露」和「娜娜」，令人聯想起中國繁殖的熊貓。也許已有人願意用同一方法，繁殖具優良基因的下一代！

原文載《明報》，2018 年 12 月 2 日

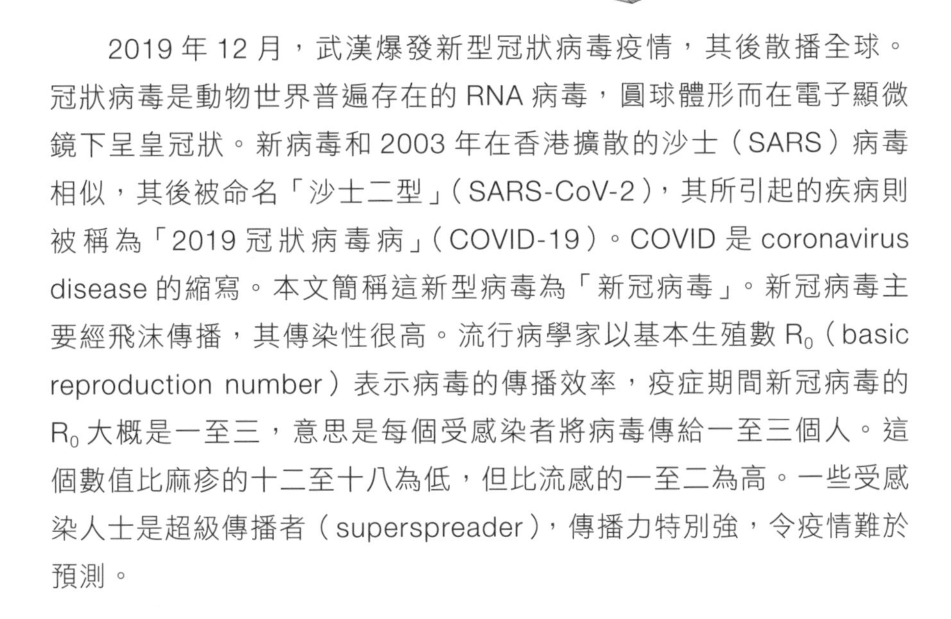

活在恐慌蔓延時

2019 年 12 月，武漢爆發新型冠狀病毒疫情，其後散播全球。冠狀病毒是動物世界普遍存在的 RNA 病毒，圓球體形而在電子顯微鏡下呈皇冠狀。新病毒和 2003 年在香港擴散的沙士（SARS）病毒相似，其後被命名「沙士二型」(SARS-CoV-2)，其所引起的疾病則被稱為「2019 冠狀病毒病」(COVID-19)。COVID 是 coronavirus disease 的縮寫。本文簡稱這新型病毒為「新冠病毒」。新冠病毒主要經飛沫傳播，其傳染性很高。流行病學家以基本生殖數 R_0（basic reproduction number）表示病毒的傳播效率，疫症期間新冠病毒的 R_0 大概是一至三，意思是每個受感染者將病毒傳給一至三個人。這個數值比麻疹的十二至十八為低，但比流感的一至二為高。一些受感染人士是超級傳播者（superspreader)，傳播力特別強，令疫情難於預測。

迎戰新冠肺炎

新冠病毒疫情來勢洶洶，2020 年 1 月起，中國內地感染人數在短短一個多月由幾十增至三萬，到後來的八萬多人。從 3、4 月開始，單看中國感染數字已沒有多大意義，觀察其他國家城市的情況更具參考價值。日本 1 月 25 日出現第一例不明源頭本地感染個案，一名六十來歲旅遊巴司機因接載武漢遊客而感染新冠病毒，顯示的不只是確證病毒可以人傳人，而是傳播效率極高，兼且病毒已在日本國土落腳。須知日本國民衛生水平頗高，如果病毒在該國這麼容易在社區傳播，其他亞太城市也很難倖免。到了下半年，全球報告的總感染人數超越七千萬。流行病學數據顯示疫症源頭在中國，但也有研究指出美國在 2019 年 12 月武漢爆發疫情之前已經有零星個案[6]。另一個可供參考的國家是最早封關的北韓，其情況有助評估邊境控制的有效性，不過必須先了解該國有沒有進行新冠病毒檢測。

新冠病毒肆虐，媒體關注的都是怎樣堵截可能受感染的人來香港。一旦診斷新個案或有懷疑感染者，重點則放在隔離設施是否足夠。2020 年初的封關爭論已經淪為文字辯論而難有共識，建立隔離營又遭甲社區乙社區反對。在社區傳播開始的那刻，封關和隔離都變成極其理論化的紙上策略。如果疫情仍局限於遙遙的武漢小規模爆發，此等措施可能會有些效用，可是一旦社區傳播已成事實時卻顯得無補於事。建立隔離營也不容易，只要同時發生多宗感染，已足夠令隔離設施難以負荷。

政府和專家們不斷預報病毒有可能在社區傳播，提醒民眾有和病毒近距離接觸的風險。從其他國家或地區的疫情看來，香港出現社區傳播是必然的，只是未知具體的時間和程度。2020 年，除了年初以輸入個案為主的第一波外，香港的新冠病毒疫情已經歷了第二、三和四波的本地擴散。下一波的新冠病毒傳播有兩種可能情景：一是零星個案，在不同時間地點發生；二是聚集性傳播，在同一時空感染一群人。兩種情景並存也不是不可能。由於傳染性高和有疫情的地方越來越多，要阻止社區傳染不只困難，而是根本不可能。與其不停勸喻提升防控措施，不如承認傳播的必然性和設法減低爆發聚集性傳播的可能會較實際。另一個重要的策略是在醫療方面，除了預防病毒在醫院散播外，也得盡力避免設施被疫情拖垮。限制非工作人員到醫院診所是必須的，但這會令部分病者得不到所需的家人照顧。老人院舍和照顧弱智弱能院友的地方情況跟醫院相若，一旦疫症發生將會一發不可收拾。

緊急應變級別現已啟動 Emergency Response Level Activated
威爾斯親王醫院
PRINCE OF WALES HOSPITAL
謝絕探病
No Visiting

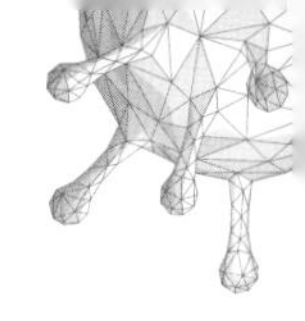

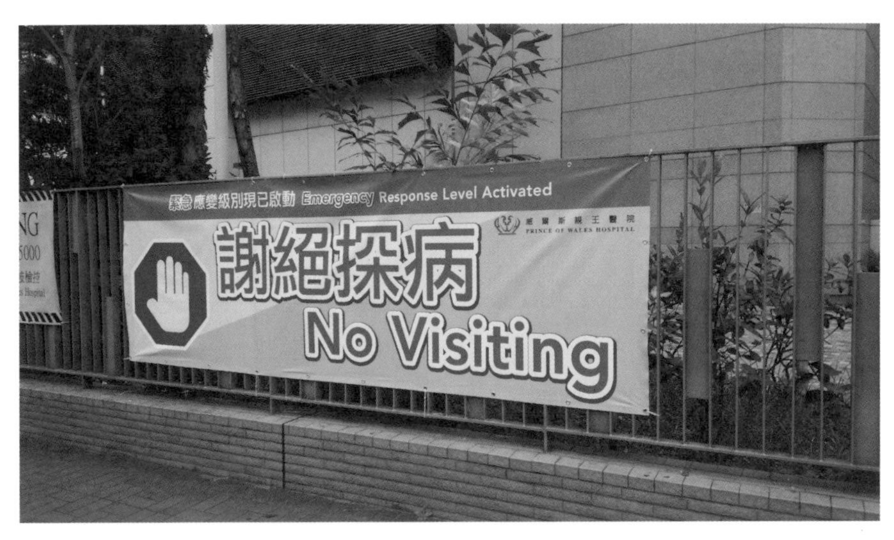

圖 3.9.1 醫院和院舍限制訪客是重要的防疫措施。（攝於 2020 年 2 月 6 日）

100% 的口罩覆蓋率

2020 年農曆新年假期過後，政府部門和所有學府宣布「停擺」。從 2 月起，香港的市民幾乎 100% 佩戴口罩，沒戴口罩的會招來蔑視

6 美國一項研究分析 2019 年 12 月 13 至 16 日期間採集的捐血者血液樣本中，發現 2% 人有新冠病毒抗體，表明病毒在武漢爆發疫前已在美國傳播。
Basavaraju SV, Patton ME, Grimm K, Rasheed MAU, Lester S, Mills L, Stumpf M, Freeman B, Tamin A, Harcourt J, Schiffer J, Semenova V, Li H, Alston B, Ategbole M, Bolcen S, Boulay D, Browning P, Cronin L, David E, Desai R, Epperson M, Gorantla Y, Jia T, Maniatis P, Moss K, Ortiz K, Park SH, Patel P, Qin Y, Steward-Clark E, Tatum H, Vogan A, Zellner B, Drobeniuc J, Sapiano MRP, Havers F, Reed C, Gerber S, Thornburg NJ, Stramer SL. Serologic testing of U.S. blood donations to identify SARS-CoV-2-reactive antibodies: December 2019-January 2020. *Clinical Infectious Diseases* 2020; [ePub 30 November 2020]. doi: 10.1093/cid/ciaa1785.

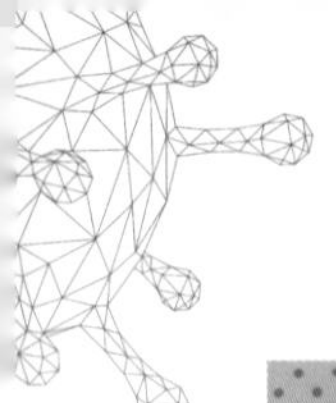

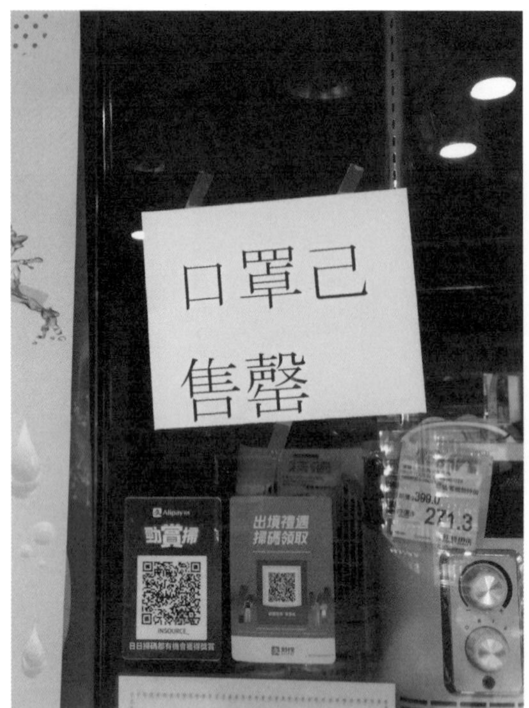

圖 3.9.2 顯示新冠疫症初期，市面出現口罩搶購潮，不少藥店門前出現人龍，而口罩亦很快售罄。（攝於 2020 年 2 月 1 日）

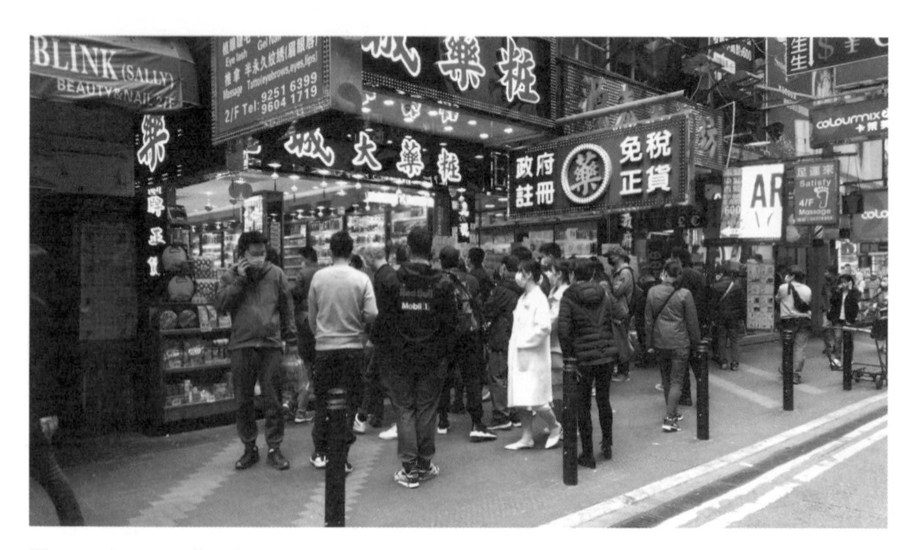

圖 3.9.3 年初偶有藥店宣布有口罩出售，便見多人聚集。

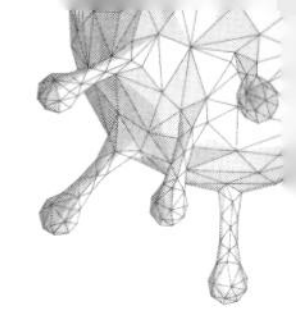

圖 3.9.4 除了口罩渴市，超級市場貨架上的清潔用品亦供不應求。（攝於 2020 年 2 月 1 日）

目光。由於公眾活動紛紛取消，沒有什麼地方有人群聚集。年初的藥店是其一例外，偶有某店宣布有口罩出售，便見數百數千人聚集（圖 3.9.3）。超級市場貨架上的清潔用品亦遭搶購（圖 3.9.4）。公立醫院門外亦由於有工業行動而偶爾聚集人群，戴著口罩爭論時有發生。街上很多人臉上顯出一副嚴肅的神色，話題往往離不開「哪裡買口罩」、「是否封關」等。在病毒陰霾下，但願不會因等候買口罩或罷工而出現病毒傳播。

疫情下市民的恐慌程度好像在天天增長。很多屋苑為訪客探熱，拒絕發燒者進入；管理員每小時一次用消毒液清潔門窗、電梯牆身和指示屏；不少公眾地方配置潔手液；部分場所門外地毯加設漂白水或清潔液。如果沒戴口罩打一個噴嚏，肯定即時引起旁人走避兼咒罵。有送貨員拒絕進入屋苑，害怕紅外線探熱器觸及他的前額，認為探熱器每天為眾多訪客量體溫而又沒有清洗，細菌病毒肯定一籮籮，對他的健康構成威脅。這些行動毫無疑問反映市民的恐慌已升至一個高水平！

口罩已被市民認定為疫症蔓延期間的防護必需品。世衞早期沒有強調口罩的防疫功效，而是「只用口罩不足以防備病毒傳播」，即是說除了口罩外還要加上其他措施。時至今日，人人口邊掛著的話是：情況越來越壞、社區有隱形病人……也即是說：要堅持時刻戴口罩！如果口罩不足應該怎辦？這是疫情早期的一個十分現實的問題。市民的驚恐程度令人驚訝，對很多市民來說，口罩是護身符，沒有口罩便自我居家隔離。老人家由動變靜，沒病才怪。一個電台節目訪問某傳染病專家，問他口罩不足該怎辦。他的答案真的令我啼笑皆非：「盡辦法找吧！」

防疫沒有最佳方法？

新冠病毒在香港社區傳播，難道無法有效防控？預防傳染病蔓延，不外乎：一、堵塞源頭，但已經沒有可能；二、在沒有藥物或疫苗的情況下，針對傳播途徑減低擴散的機率。其實要做的已經做了，問題是措施能否持續。群體組成的人類社會中，要正常存活有賴彼此互助互動才可得以繼續。如果防控措施令部分甚至大部分人不能過正常生活，防疫是沒有意義的。說到底，防疫沒有最佳方案，但總有較佳方法。新冠病毒經呼吸道或糞便或其他人與人之間的接觸傳播，當人和人完全沒有交往，自然沒有傳播危險。任何有意義的防疫方案都需要在群體生活和干預措施（即隔離）中間取得平衡，所以沒有最正確而只有較正確的做法。

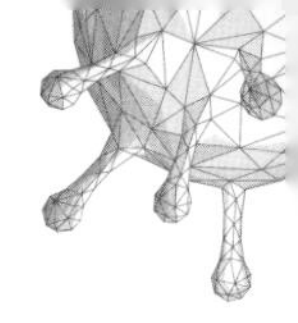

讓我們試從新冠病毒的生態特徵去考慮怎樣部署防疫策略。明顯地，新冠病毒感染個案繼續上升而死亡率持續下跌，反映了新冠病毒所導致的疾病沒有當年沙士般嚴重，死亡率也低很多。但新冠病毒傳染性高，隨著感染人數上升，要很大規模的隔離營才足夠安置所有懷疑個案。須知隔離的目的是使病毒不再傳播，避免感染者疾病纏身甚至死亡。如果新冠病毒很少引起大病，隔離的成本是否太高？每年流感季節不少感染者要接受治療，同時建議他們戴上口罩預防病毒傳給他人，從來沒有要求他們的家人接受隔離。居家某程度的隔離是較為可行和可持續的方法。不過，恐慌的市民視居家隔離為無效的措施，矛頭指向依從性低的受隔離人士，甚至控訴措施失效。

對一般市民來説，個人衛生加上適度減低人與人之間的接觸是防疫的最佳辦法，戴上清潔的口罩也不失為一種輕度「隔而不離」的措施。大部分人在社區時刻佩戴口罩，可以整體減少病毒傳播風險，令佩戴者安心，而非簡單保護個人免受病毒感染。這份安心十分重要，使佩戴者覺得自己已經有了防備，可以繼續某程度的正常生活。不幸地，隨著醫學界對新冠病毒增加了解，市民的恐慌不降反升。什麼死亡率低沒有聽入耳，但「隱形病人」卻成了大標題！疫症初期媒體曾經廣泛報道德國第一例感染者從沒病徵病狀的武漢人身旁染了病毒，連嚴肅醫學期刊也登上。後來發現原來這個源頭人物當時已有咳嗽病徵，但似乎沒有人理會。當病毒走進社區，如果沒有聚集性傳播而只引發零星個案的話已是十分不錯的結果，要零個案不可能吧。

恐慌的「利」與弊

然而，市民對新冠病毒的恐慌也並非百害而無一利。防控傳染病的最佳方法是將人和傳染源分隔，當傳染源是人本身的時候，將人和人分開便可以有效減低感染風險。疫症期間街道上行人稀疏，甚少有人群聚集，並非什麼防疫法例或政策所致，幾乎完全是恐慌造成。人和其他生物一樣，求生是本能。一些昆蟲遇上細菌襲擊，會繞過受感染的同伴繼續前行，甚至將幼蟲殺死以幫助族群生存。人類也是一樣，最重大的傷亡多在疫症剛開始的時候，因為大家都不了解發生什麼事所以無從防備。沙士的開始和新冠肺炎的開始都是一樣。當人群知道傳染源是什麼和理解基本防控方法，恐慌的心情會比政府的章程更有效率，關鍵是資訊是否流通。

我無意美化恐慌。恐慌帶來的是短暫有效的自我保護，當中容易包含喪失理智的行徑。短暫的恐慌有助社會聚焦，但必須盡快將能量以理智方式轉化為可行和可持續的公共衛生策略。恐慌已帶動了社區防疫，接下來社會需要有共識的防疫目標才能推行可接受的策略。2019 年下半年的修例風波毀了政府的公信力，增加了市民對前景的恐懼。當市民和政府缺乏互信基礎時，就連動員防疫也感吃力。恐慌帶來的動力似乎白費了。

原文載《明報》，2020 年 2 月 9 日

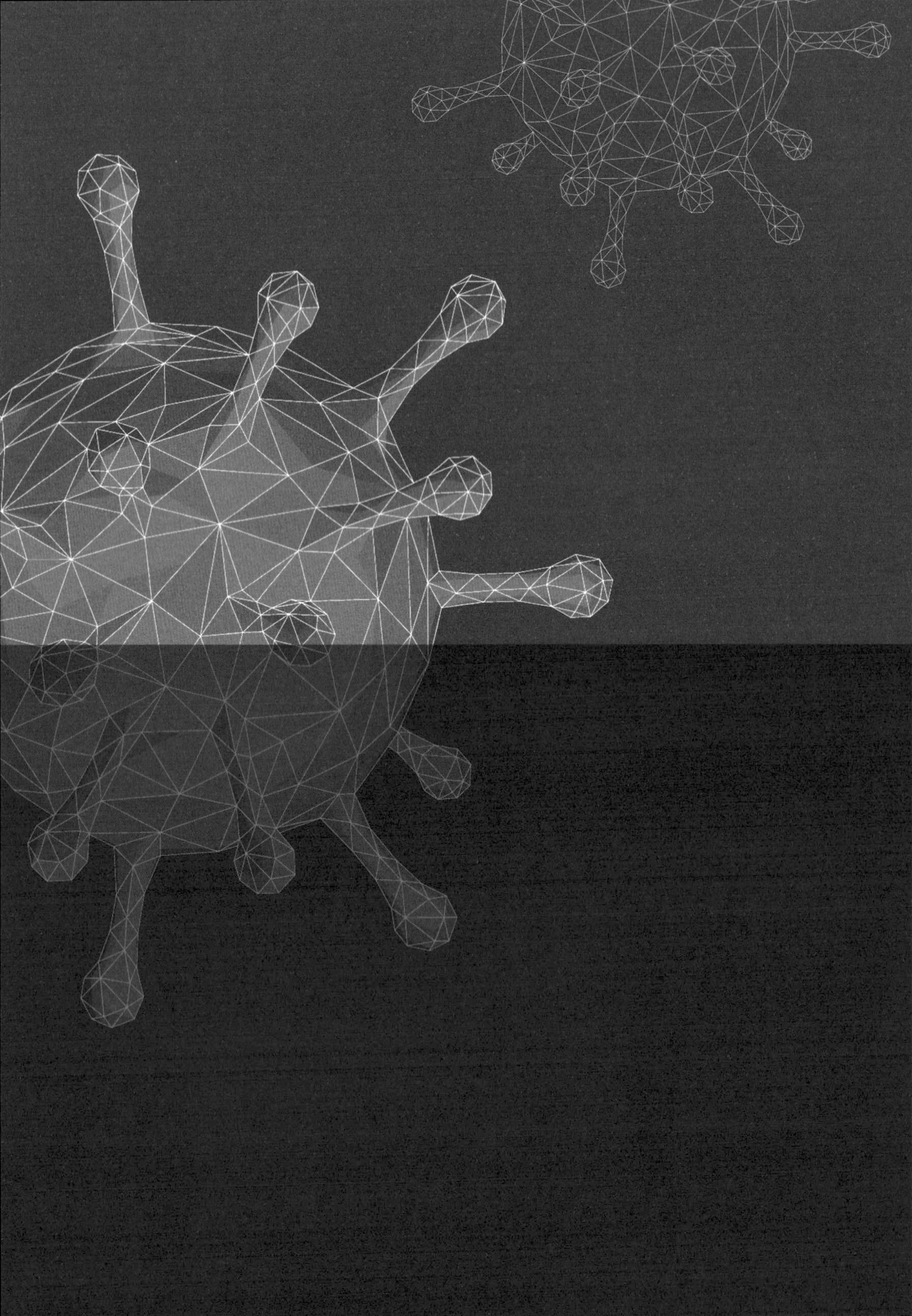

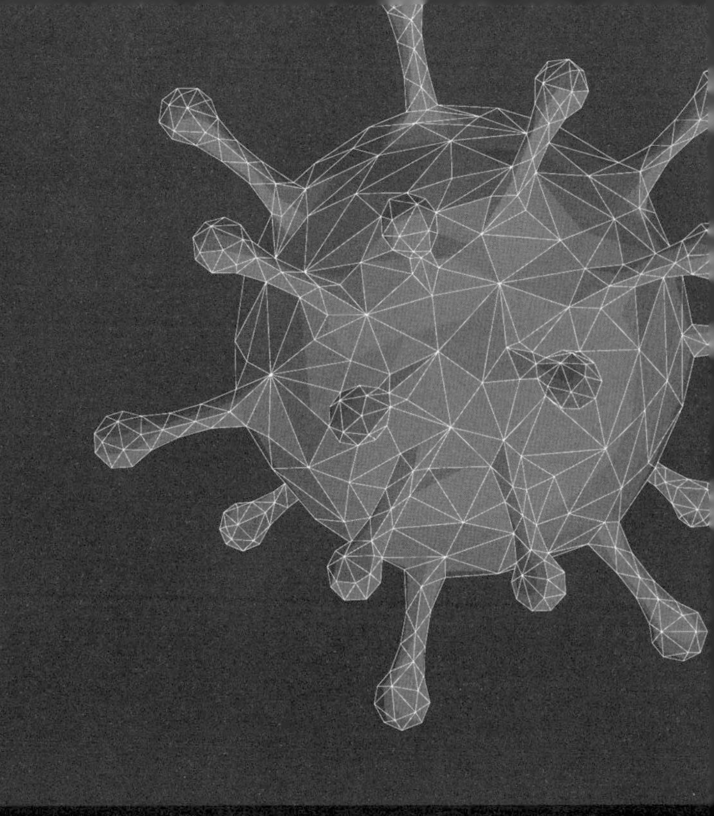

第四章

政策症策——不止防疫

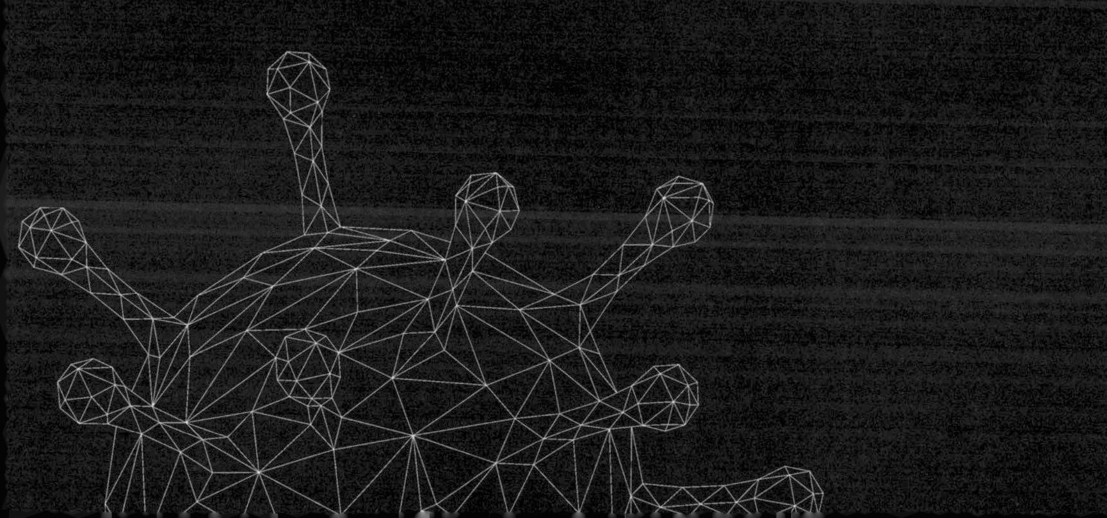

依法辦事

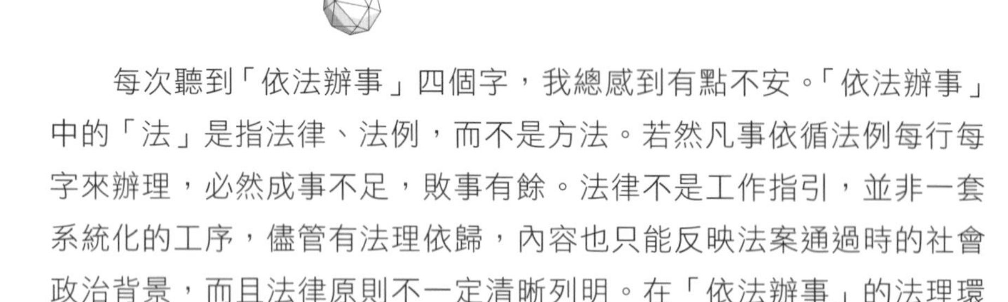

每次聽到「依法辦事」四個字，我總感到有點不安。「依法辦事」中的「法」是指法律、法例，而不是方法。若然凡事依循法例每行每字來辦理，必然成事不足，敗事有餘。法律不是工作指引，並非一套系統化的工序，儘管有法理依歸，內容也只能反映法案通過時的社會政治背景，而且法律原則不一定清晰列明。在「依法辦事」的法理環境下，公共衞生工作的解釋權落在行政官員手中理智嗎？疾病控制又可否依法來辦？

法從何來

數年前出席一個由某英籍教授主講的有關法律和公共衞生（public health）的研討會，她的分析加深了我對「依法辦事」的疑惑。她提到很多英語國家的公共衞生法律來自英國，香港亦不例外。無巧不成話，這些法例都是源自十九世紀，而當時人類對疾病的理解和今天的有很大出入！今天我們認識到細菌和病毒是傳染病的源頭，而當年「細菌理論」尚未確立，以為疾病是由一些概念模糊的瘴氣所致。因此，當年的疾病控制措施重點在於隔離病人，免致健康的正常人受波及，病者甚且被形容為「骯髒」，有點「莫須有」的味道。由於沒有病源或傳播途徑等概念，法案內的措施全都是單向性的，包括將可能受感染的物件消滅，及將病者移走。

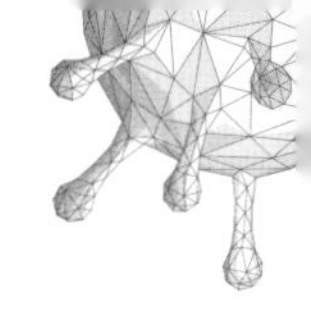

有人會問，這些苛刻的「法」有何不妥當？ 2003 年控制沙士爆發不就已經大派用場？當年由於缺乏法定權力，不少國家和地區（包括新加坡、加拿大和香港）臨時修訂法案，限制懷疑染上沙士病毒的人士的活動，強制執行隔離措施。對於寧枉無縱地以法律控制疫情，大部分市民並不反對。話又得説回頭，由於十九世紀沒有沙士，法案亦沒有給傳染病下一個定義，要馬上套用也不能。到了疫症發生，又得匆忙由立法機關進行修改，而公共衛生法例就是這樣在過去百多年被修修補補，面目全非而原則不改。更諷刺的是，這些舊法的原則是什麼已無從稽考了。還有，苛刻不代表有效，法案包含的措施沒有任何商榷餘地，這與現今社會講求以較實際可行的方法來解決問題的方針不符。其實有些疾控法案已不合時宜，很多地方也根本沒有依法來辦。《國際衛生條例》（International Health Regulations）就是一個好例子，一來該條例根本不適用於沙士等新發現的傳染病，二來世界衛生組織成員國沒有國際法律義務向世衛報告沙士病例，或採取任何阻止沙士傳播的貿易和旅行限制措施。換句話説，幸而大家沒有凡事「依法」去辦，否則只會拖慢防控進度和帶來無窮無盡的紛爭。社會上有些人總喜歡訴諸法律去解決問題，這種想法是否需要改變？

法從何去

為什麼公共衛生法律會百多年不變？社會上其他範疇的法律已不知更新了多少次，有什麼原因導致有關公共衛生的法例這般落後？英籍教授答稱科學跑得太快，法律界追不上實證立法的新思維。這點我不完全認同，試看經濟税制的改進，法律並沒有走得太慢。是因為普通法地區過分倚賴案例辯證，疏忽了法律改革？非普通法國家又怎樣？日本和一些歐洲國家的傳染病法似乎沒有那麼落後，但關鍵在於立法的時間較近，而並非理念較新。國際社會又怎樣？世界衛生組織所操控的《國際衛生條例》長久以來只包含三種傳染病，即霍亂、鼠疫和黃熱病，而非以較原則性的策略對抗傳染病威脅。

為什麼沒有人關心公共衛生法律？這點可能要追溯到法律究竟一般是為誰所立，而又為誰服務。從英國或歐洲各國原有的傳染病法的內容分析，不難察覺這是上流社會為遠離瘴氣而建立的一套系統，把可能影響自己的一切不潔的人和事分隔。儘管多年來科學已證明細菌病毒為致病原，但是傳染病始終屬於骯髒的人群，而非上流社會每日急於處理的課題。事實上在社會越進步、科學越發達的情況底下，貧富懸殊並不會自然解決，還會變本加厲。主管法律的上層社會不會察覺法律改革對傳染病控制的重要性，而選擇在普通法範疇去修補，就更難發現更新公共衛生法律的迫切性。

這現象近年開始有點改變。新西蘭在上世紀九十年代開始計劃更新 1956 年訂定的《衛生法》（Health Act），還在千禧年推出諮詢文件，準備為公共衛生法律換上新裝。除了內容更新外，還為法例訂立原則。在傳染病呈報方面，構思的新法案並不拘泥於某指定細菌或病毒，而是從傳染途徑和危機方面入手，更為保障人權提供註腳。這種摒棄修修補補而著重建立新法的取向，為社會帶來清新的氣息。可惜，經過多年討論，草案在 2015 年撤回，取而代之的是繼續修補舊法例和制定多條新法例填補漏洞。鄰近的西澳也有類似的做法，而且成功在 2016 年通過既新又全面的《公共衛生法案》（Public Health Act）。沙士一役，確實使一些國家在公共衛生方面所進行的法律改革加速。

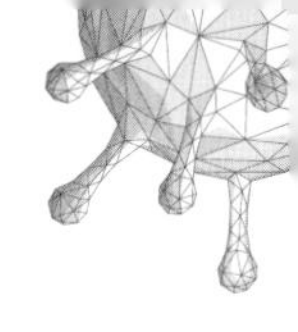

以法控疾，可行嗎？

當社會有聲音建議立法的同時，切勿忘記執法和司法的配合。議員和公眾人士常犯的大忌是盡所有能力尋求設立一套法律，而疏忽執法的可行性，更以為立法是解決問題的不二法門。愛滋病是個例子，一些國家（包括美國某些州）為了順應凡事依法去辦的邏輯，通過法例防止病毒由受感染者傳給他人，並將傳播病毒列為刑事罪。英國等其他國家則根據現有法律指控被告（傳播者）犯有殺人罪行，不過通過法案後便帶來不少煩惱。傳播途徑是私人行為，執法人員應怎樣找出犯案者？怎樣透過法律程序將他繩之於法？又怎樣判斷一個人有意將病毒經過某一次性行為傳給另一人？這種法律觀點會否引致病者受歧視？於是乎，法案需要進行修補，帶來更多社會迴響，甚且促使更多相關法例的修訂，令問題更趨複雜化。到了今天，愛滋病控制得好的地方，並不一定是訂立相應法律最多的國家，說明了法律並非控制某些傳染病的最有效辦法。

經過沙士一役，香港在2008年通過新制定的法例第599章《預防和控制疾病條例》（Prevention and Control of Disease Ordinance），取代舊有的第141章《檢疫及防疫條例》。新的法例比較側重原則，沒有列明需要防控的疾病，但透過附例去推行適時的措施。2020年新冠肺炎襲港，香港沒有需要修訂條例，只是透過《憲報》以附例形式刊登針對疫情的相應措施。這些措施包括限制公共地方聚集人數的「限聚令」、限制飲食和其他場所人數的相關附例等。這些附例在執行時面對的問題和法案無異，只是在訂立的過程比較靈活。2020年7月，由於社區爆發新冠病毒傳播，政府公布將限聚人數減至兩人，規定室外佩戴口罩，飲食場所禁止堂食。儘管市民明白嚴厲措施的用意，但在執行上並不順暢。如果保持社交距離是大原則，法例能夠做到的並不比制定專業指引優勝。

歸根結柢，「依法辦事」和「法治」不同，後者是原則性的 rule of law，前者是以法例代替常規，即 rule by law。取態怎樣，取決於社會的共識。

原文載《醫藥人》，2006 年 7 月

政策的科學基礎

解讀科學

社區爆發疫症，需要快速制定防控政策。同樣是傳染病，昨天的流感疫症和今天的新冠肺炎疫情性質並不一樣，但政策的迫切性無異。既然是公共衛生課題，防控疫症需要參考專家意見。學術界的專家們透過科研、經過理性分析而提出建議。醫療界的專業人士憑知識和經驗，支援政府制定抗疫政策。不過，只有科學基礎並不足夠，也得用科學態度來制定政策，這個過程一般以兩種不同態度去進行，一是實證（evidence-based）為本，二是警戒（precautionary）為先。實證即是直接應用科研結果，只要某方法經研究證實有效，便予以推行，不多不少、不加不減。警戒即是抱「有殺錯、沒放過」的原則，儘管某方案效果不佳或尚待確立，只要有一線希望也會推行。兩者同樣以科學為基礎，但所付諸的行動可以截然不同。

豬流感的防控策略

2009 年「豬流感」〔後稱「甲型流感」(H1N1) pdm09〕殺到香港，政府原先的防控政策取態明顯是警戒為先。當年 5 月關閉灣仔維景酒店的決定，雖然沒有完整的科學理據支持措施的成效，但是恐防病毒會像沙士一般擴散的不二做法。當時連專家學者也搞不清楚病毒的破壞力，更不明瞭它的傳播效率，防患未然自然有其道理。後來追蹤外地傳入個案、七日隔離等措施，也是以警戒為先，沒有科學實證為後盾。這種取態在新興傳染病爆發初期，沒有受到多少質疑，警戒式的防患政策顯然是獲市民接受的。

半年過去，科學家對新型「豬流感」的特性已有相當掌握。科學實證告訴我們所涉病毒傳染性高、殺傷力低，徵狀和一般流感分別不大。縱使首次確診本地傳播個案，並不代表病毒當天才施施然跑進香港，估計每一確診個案背後有數以十或百計感染者。衛生防護中心報道的新確診個案，很多未能追溯其源頭，並非反映「豬流感」有什麼神秘力量，只是一再説明病毒傳染性高但徵狀輕微罷了。後來媒體報道政府「不再追蹤社區接觸者」，説明了實證科學最終成為制定防控政策的基礎。

迎戰禽流感

對於社會上沒有經歷禽流感疫情的年輕人，禽流感是昨日茶杯裡的風波，並非重要課題。上世紀九十年代，禽流感鬧得香港滿城風雨，社會上下人人戰戰兢兢，任何可能的傳染病也以禽流感作頭號假設。不過驚慌過後，大家仍是齊心查找不足，獻計化解危機。當時矛頭指向香港的地標濕街市（wet market）——這是集寄養、屠宰及出售活家禽的一條龍服務中心。濕街市為病毒製造傳播途徑，更使禽流感病毒有機會與存活在人類身上的人流感病毒相互交往，帶來病毒基因洗牌效應，病毒變種的危機彷彿一觸即發。多年來一眾專家和政府共同研究對抗方法，休市日和「活雞日日清」成為可行的臨時措施。

禽流感疫症過後，學者專家建議推行家禽集中屠宰政策，被公認為長遠辦法。新政策除了基於科學基礎，也參考了外國經驗。政府從此開始著手落實政策，鼓勵回收經營飼養活家禽行業的牌照，並且

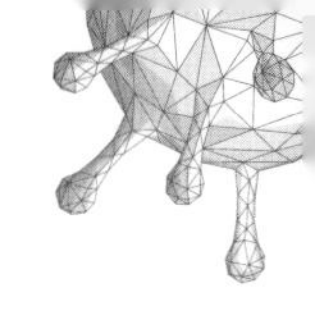

計劃設立中央屠宰家禽的地方。不過，當市民的注意力逐漸遠離禽流感之際，政府宣布擱置計劃。原因是科學評估證明香港禽流感風險極低，各方監控措施奏效云云。然而，大家似乎遺忘了當年建議集中屠宰家禽，是建基於策略的長期成效，並非恐防禽流感對香港人的威脅增加而推出。或許那些年在政府「起錨」運動的雷聲下，禽流感只是其中的小雨點，且顯得有點明日黃花。除了家禽從業員外，關心的人不算多，政客更樂意將精神放在更重要的大是大非上。市民曾經相信實證科學推行政策，但時移勢易，連曾經大聲疾呼的專家也沒再敦促政府推行中央屠宰家禽。

防控新冠肺炎的科學基礎

2020 年挑戰香港公共衛生政策的不是人流感，不是禽流感，而是和沙士相似的新冠肺炎（即 COVID-19 或 2019 新型冠狀病毒病）。新冠肺炎病毒傳染性高，死亡率雖然比沙士低很多，但遠比流感和「豬流感」〔甲型流感（H1N1）pdm09 〕高。由於沒有疫苗，也沒有高效能的抗病毒藥物，政府的政策顯然是警戒式而非完全基於實證。防控新冠肺炎的主要公共衛生措施是以社交距離減低接觸病毒風險為原則，所推出的干預方法從最嚴厲的封關，到最溫和的勸喻市民不聚集，都是建基於當時對病毒的認識，部分是從沙士的科研所延伸的理解。醫療工作者穿著的防護衣物，也是參考十多年前沙士期間的經驗所得。對於這次全新的病毒襲擊人類，市民也認同寧濫無缺的政策原則，對科學理據並不太過重視。

新冠肺炎疫症初期，應否佩戴口罩防疫曾經有過爭論。以往國際間的共識是感染呼吸系統病的人應該佩戴口罩，以防細菌病毒傳給他人，社區健康人士佩戴口罩沒有預防作用。這點引起香港的傳染病專家不滿，認為沙士疫症的經驗已經確定了口罩能預防病毒傳播，市民應該常戴才是。後來世界衛生組織更新指引，建議在疫症情況下戴口罩，認同措施有預防新冠肺炎病毒傳播的功效。由於歐美國家口罩佩戴率偏低，加上疫情嚴重而死亡率高企，加深一般市民常戴口罩防疫的觀念。香港政府在疫症第二波透過傳染病法案規定在食肆等地方必須戴口罩，第三波將法案覆蓋至室內公眾場所，再延伸至室外公眾地方。

口罩防疫相信是香港市民的共識，新冠肺炎疫情第二三波期間公眾地方的口罩覆蓋率是 100%，而大部分市民都使用外科口罩。但在科學實證的角度，口罩的主要功效並非預防個人受病毒感染，口罩政策之所以奏效，是由於所有人戴上口罩，大幅減低病毒在社區傳播。口罩的功用尤如加強衛生而並非防毒神器，每個人戴上口罩等同遮蓋了無徵狀感染者的口鼻，更令到環境清潔衛生。當「口罩令」伸延至戶外地方，除了理據不足外也有執法上的困難。在實際環境中，檢控沒戴口罩的戶外工作人士和汗流滿面的運動員，是否有點矯枉過正？假使外科口罩能有效預防病毒傳播，那麼醫院內是否無需使用高規格的 N95 口罩，也無需建立負壓病房？ 不過，正因為不少市民深信口罩的預防功用，香港的覆蓋率才可以如此高，間接減低了病毒在社區傳播，促進了防疫工作。反觀歐美國家的口罩覆蓋率低，部分原因是人民認為外科口罩只應在醫療環境使用，而且保護作用低。他們比較支持民間使用布面罩（face cover），理論上只要覆蓋率夠高，在社區發揮的預防感染功能不會比外科口罩低。同樣的布口罩在香港未見受歡迎，長久以來市民受本地專家意見影響，偏向信任醫療用的三層外科口罩的保護性，否定布口罩的防疫功能。既然全民戴口罩有效預防新冠病毒在社區傳播，可見過分強調實證科學其實並不一定是好事，那麼推行以警戒為原則的政策模式是否無可厚非？

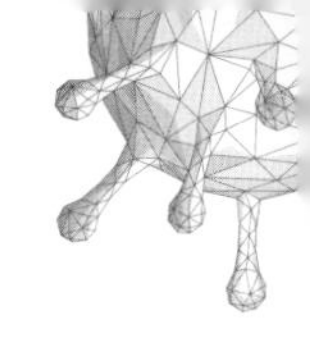

實證政策模式的何去何從

公共衞生問題的複雜性可以很高，而政策推行亦須注意緩急先後。但是科學是科學，也是邏輯思維的基礎。過去多年，政府和專家們有時不以科學衡量傳染病危機，有時卻認認真真談科學、講數據。數據沒有錯，但不代表這組數據是指導政策的理據。將科學理據翻來覆去，是否太過執著？我們的社會是否已經不再科學？還是大家一廂情願，根本我們從來沒有科學過？

今日的政策，是明日中學生通識課程的課題。學生探索政府的集中屠宰家禽政策，離不開查找當中的邏輯，和所套用的科學理據。假如我是老師，我會覺得前後矛盾而無所適從。政府新聞稿強調科學，更舉出專家委員會護航，唯恐科學理據不足。恐怕有一天我們的活家禽街市出現新的傳染病時，又要用另一套科學指標以明日的我駁斥今日的我。市民相信科學，但當科學成為政策的助語詞，這些專家委員會還會受尊重嗎？

原文載《明報》，2010 年 6 月 6 日

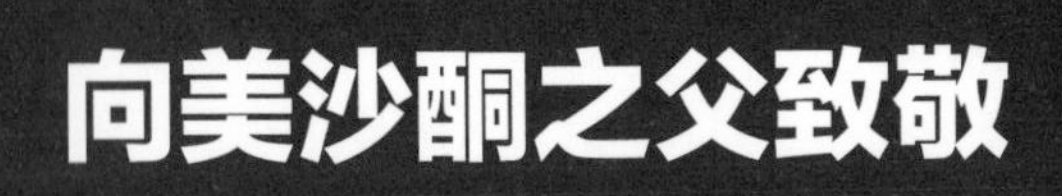

向美沙酮之父致敬

吸毒者共用針筒注射毒品，是全球很多國家爆發愛滋病（AIDS）疫情的主要原因，東南亞國家無一倖免。上世紀九十年代至千禧期間，每次和外國專家探討愛滋病情況，他們都會因為香港吸毒者愛滋病病毒（HIV）感染率之低而感到詫異，偶然還有爭論，認為是數據不準確引起的誤會。到了今天，我們充分了解到功臣是美沙酮（methadone）治療替香港建造了無形保護網。這絕對不是巧合，而是科學精神、人道主義的結晶品，也是前人半世紀前所植的樹，我們不要忘記。

不起眼的美沙酮診所

曾經認識一位退休男士，他三十多年來斷斷續續每天到美沙酮診所服藥。有異於一般人心目中的吸毒者，這位伯伯並非生活糜爛，更不是終日無所事事。他經歷過燦爛的日子，當過軍人，做過幾種不同工作。以今天功利社會的角度看，他並非「成功人士」，但總算自食其力，年青時不愁溫飽，後來過著退休的日子。香港有多少市民知道，每天服用美沙酮的有好幾千人？ 他們像是被社會遺忘的一群。

由於愛滋病工作的關係，我對美沙酮的認識不算偶然。美沙酮代用治療，是國際社會視為有效預防愛滋病病毒傳播的首選方法。我在愛滋病工作的碰碰撞撞把我帶進美沙酮的國度。十多年的工作體會令

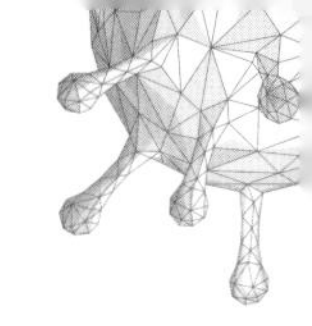

我領悟到香港靜脈吸毒者的愛滋病病毒感染率低，美沙酮居功至偉。香港市民可能發夢也沒想過，很多人看不上眼甚至鄙視的美沙酮診所，竟然是國際典範。千禧前的十年，每年專程到訪的各地公共衛生人員，視我們這二十間破落的美沙酮診所為景點。

訪問利尚志

美沙酮診所是誰建立？我想起了上世紀七十年代的香港政府禁毒專員利尚志（Peter Lee）（圖 4.3.1）。利尚志已退休多年，雖然有過幾面之緣，但從沒有機會和他詳談。2005 年 12 月，我撥電話給這位香港美沙酮之父，相約聖誕前的一個中午見面，準備向這位智者好好學習。我原本打算扮演小記者的角色，腦袋裡準備了一連串問題，等待機會發問。也許氣氛太過輕鬆，很快我也忘了該問什麼問題，而是環繞著吸毒者的課題討論了好幾個小時。

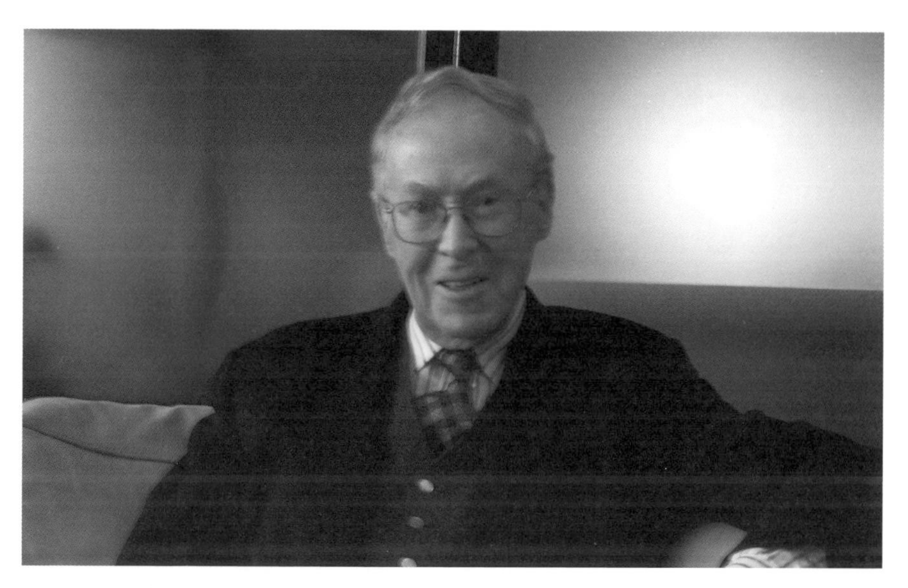

圖 4.3.1 前禁毒專員利尚志（攝於 2005 年）

利尚志是英國人，他的姓氏和中國人的李姓的英文寫法一樣。同姓三分親吧，我們談起來相當投契。年青時的利尚志當過空軍，在槍林彈雨下渡過二次大戰。戰後他完成大學課程，主修經濟。「戰火令我渴望遠離爭鬥。」利尚志認真地說。畢業後他跑到當時英國政府的殖民地部門申請工作，最後如願被派到坦桑尼亞當殖民地官。坦桑尼亞位於非洲，離香港何止千里，是什麼把利尚志帶來香港？

六十年代的一次偶然機會，利尚志到香港度假。其時正值財政司發表每年一度的財政預算，利尚志基於興趣，聯絡了有關官員，要求列席旁聽，結果當然是批准了。事後官員詢問他有沒有興趣加入香港政府，他考慮後決定接受這個新挑戰。

「當時的香港比較貧窮，市面沒像今天的繁榮，但一般市民非常努力。經過 1967 年的暴亂，政府感到需要多開展社區活動……毒品問題十分嚴重，吸毒者隨處可見，但是沒有人能提供一個可信的數目。明顯地貪污是一個共存的難題，和市民的生活不能分開。」

開設美沙酮診所

1974 年，利尚志被政府委任為禁毒專員，任內成功開設美沙酮診所。「美沙酮診所的設立，有賴當時一位專研戒毒工作的美國專家，他的意見至為重要。我們自此成為好朋友，至今仍然保持聯絡。」利尚志所提及的是 Robert Newman 醫生，他年青時曾受香港政府邀請擔任顧問，為香港眾多的吸毒者把脈。吸毒問題是世界性的，全球亦沒有一個最妥善的解決方法。六十年代美沙酮治療在美國的一些早期研究中冒出頭來，而香港也有相關小型項目開展。問題的關鍵，在於美沙酮治療應否廣泛推行，而又應採取哪種模式。

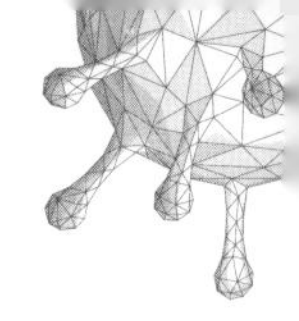

Robert Newman醫生在1974年來香港當了三個月全職顧問，後來呈遞報告，催生了香港的美沙酮診所服務。「1976年，第一間政府美沙酮診所正式投入服務，兩年後增至二十間，每天照顧近萬名吸毒者。」社會上沒有反對聲音嗎？利尚志覺得當時的醫療界並不反對美沙酮治療方案，不過選址上確實並非完全順暢，有意見認為用流動車比較容易安排，但處方受管制藥物有一定程度的困難。最後，香港政府成功地在當時的醫務衛生署架構下，設立美沙酮診所。美沙酮可以用來戒毒，不過至今九成以上選擇代用治療。

為什麼美沙酮會發揮作用？「海洛英和美沙酮一樣，直接影響中樞神經細胞的同一受體。美沙酮卻有兩個特點：一方面藥力有效時間很長，用者一整天不需要為毒癮而煩惱。另一方面，美沙酮不會帶來什麼快感，吸毒者一般不喜歡濫用。」雖然美沙酮和海洛英連接同一受體，但只有鎮痛而沒有刺激感官功能。「有些人認為美沙酮治療是以一種毒品替代另一毒品，這說法並不正確。」利尚志對藥物學的理解，相信很多醫療專業人士也會感覺自愧不如。「很多吸毒者在使用美沙酮後無需為毒品鋌而走險，罪案自然大大減少。」所以，對美沙酮最有意見的該是當年的監獄署長。「美沙酮診所投入服務後，政府要關閉兩所監獄，這是始料不及的。」因為美沙酮診所的成立打亂了監獄署長對監獄設施的規劃，需要重新調配人手。

世紀瘟疫蔓延時

利尚志從1974年起當了八年禁毒專員，1981年退休。1985年香港發現第一例愛滋病，儘管靜脈吸毒是傳播病毒最快的途徑，但往後的三四十年並沒有在香港爆發，這點是利尚志開拓美沙酮治療時沒有預計的。美沙酮診所的覆蓋面很大，有研究指出最少六成的香港吸毒者有用過美沙酮[1]。從公共衛生角度看，只要越多人用口服美沙酮，越少人注射毒品，共用針筒的也必然不多。由於吸毒者社群的感染率低，縱使有注射習慣，擴散的可能性也相對低。

「這樣龐大的美沙酮工作，全世界沒有多少個，香港在亞洲地區更是唯一的一個。」美沙酮對公共衛生的影響，利尚志並不感到詫異。身為推動美沙酮診所的先驅，利尚志有這樣的看法：「社會上需要一些推動改變和接受改變的人，而我是其中一個。」退休後他繼續參與民間的戒毒活動，沒有間斷過。對於毒品問題和愛滋病肆虐，自然不感到陌生。對於過去的戒毒工作，他有這樣的見解：「我們必須從實際出發，又同時將心比心，能夠為人著想。」究竟這項服務對吸毒者的最大影響是什麼？「美沙酮讓吸毒者過正常的生活。」但他們不是沒有戒掉毒癮嗎？「吸毒是一種疾病，而長期服藥不就是治療這慢性病的重要方法嗎？一個每天服用美沙酮的人可以繼續工作，過正常生活。」誠然，社會上需要有多種不同的戒毒模式，相輔相成，因此美沙酮除了是戒毒手段外，也有它的公共衛生功能。

另一個香港的朋友

另一個影響香港美沙酮政策的是利尚志口中常提及的 Robert Newman 醫生，他曾經在七十年代被委任為香港政府的顧問，後來當了紐約市 Beth Israel Medical Centre 醫院機構的總裁，千禧年間才退休（圖 4.3.2）。退休後他成為美沙酮治療的全職倡導者，足跡遍及東歐和中國。最令我感動的是無論他身處任何國家或城市，他都宣揚香港的成功經驗。千禧年後，烏茲別克（Uzbekistan）高層代表團訪港，考察美沙酮治療方案，香港市民想是不知道吧，而促使是次訪問的正是 Robert Newman 醫生本人。對於香港的美沙酮工作，他有這

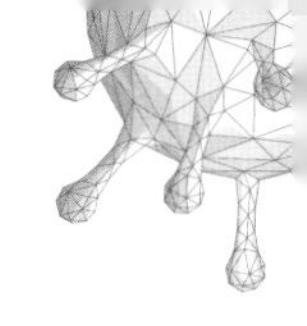

樣的見解：「我十分認同香港政府當年的目標，為所有有需要的人提供即時治療，這個目標是其後策略的基礎。」對於全球愛滋病肆虐，他認為吸毒和愛滋病病毒感染兩者的治療需要互相配合，這是各地愛滋病工作者面臨的挑戰。

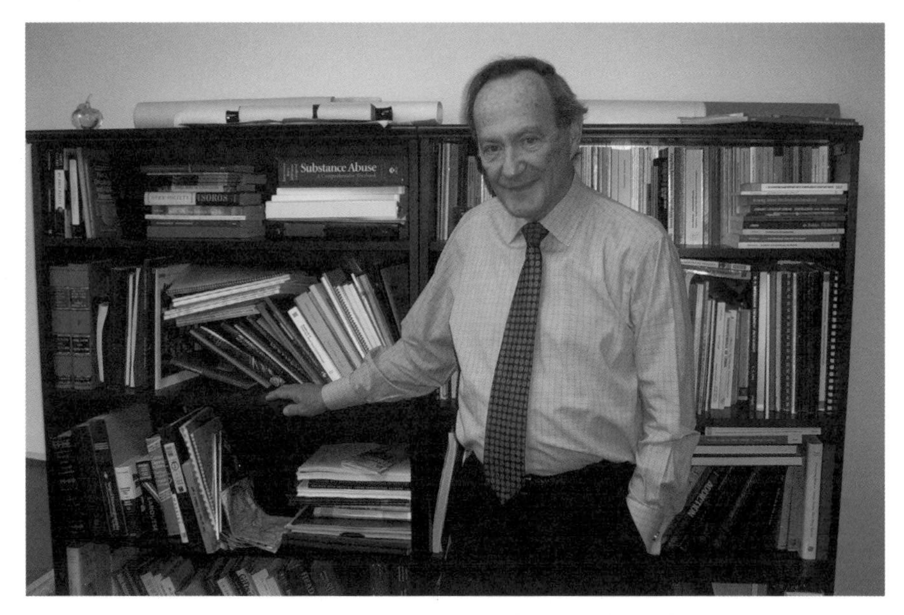

圖 4.3.2 前香港政府美沙酮治療顧問 Robert Newman 醫生（由黃碧珊攝於 2006 年）

我認識 Robert Newman 醫生四分一個世紀，視他為朋友、老師、顧問。認識他的過程頗為特別。1991 年我加入衛生署處理愛滋病治療及防控工作，這時候的利尚志已經退休多年，但仍然熱心參加戒毒教育活動。一次偶然機會，我和他出席同一活動，閒談中他問：

---

1 2004 年作者的研究團隊分析香港吸毒者愛滋病病毒感染率低，並估計最少六成的香港吸毒者有用過美沙酮。
Lee SS. A humble service that has delivered public health good. *Public Health* 2007;121:884-886.

「你有興趣認識我一位愛滋病專家朋友嗎？」我禮貌地多謝他的建議，也來不及把他介紹的專家名字記下來。幾個星期後我收到紐曼醫生的空郵包裹，信上寫上：「我的好朋友利尚志介紹你給我認識，希望寄給你的資料有用！包裹內全是美國新出版有關愛滋病的醫學文獻、指引和教材。」九十年代初互聯網還未起步，大部分醫療資訊只透過出版物形式發行，我對美國的愛滋病資訊掌握得比任何人快，都是拜 Robert Newman 醫生每數星期一次的空郵包裹所賜。1994 年他到香港協助檢討已推行二十年的美沙酮服務，我才有幸和他見面，親自多謝他的幫助。

懷念兩位故人

2008 年一天，居於美國的 Robert Newman 醫生發電郵問：「有沒有見過我們的朋友 Peter ？我連續打了一個星期電話給他但找不到他，有點擔心……」我其實跟利尚志並不算很熟，也想不起可以怎樣打探他的下落。事有湊巧，我在數天後一次香港戒毒會組織的講座上，從一些專職人員口中得知利尚志因病進了醫院。這位十分低調的獨居長者多年來健康很好，退休後從事義務戒毒工作，幾十年來因他的努力而免受毒品侵蝕的香港人應該有好幾萬人吧。我跑到某公立醫院老人病房探訪利尚志，他當晚看起來十分疲倦，沒有睜開眼睛，只是慢慢地咀嚼朋友帶來的切碎的水果。我拿起手機致電 Robert Newman 醫生，讓他倆談話一會，但利尚志似乎已忘了電話另一端的人是誰。大概三個月後，他與世長辭，終年九十二歲。

利尚志離世後的十年，我和 Robert Newman 醫生有幾次見面。2012 年他再接受香港政府邀請，聯同另一位海外專家，進行新一輪美沙酮服務檢討工作。雖然美沙酮治療有助減少愛滋病病毒傳播，但

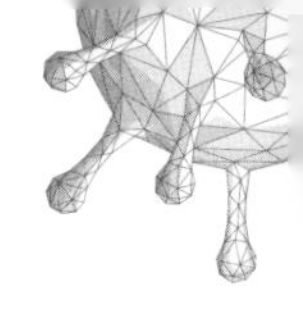

科學實證不多，容易引起情緒化的爭辯。為此他經常鼓勵我進行科學數據分析，並將結果公諸於世。通過分析香港的龐大數據，我和他合作撰寫了一些論文，填補香港甚至亞太地區在美沙酮和緩害的資訊真空。2016 年，他在 Open Society Foundations 的支援下，主動到香港收集資料撰寫新的研究報告，論述香港美沙酮計劃的參考價值。2017 年 10 月 19 日，他在香港大學發表這次研究的報告書。2018 年 8 月，Robert Newman 醫生在紐約因車禍逝世，享年八十歲。

原文載《醫藥人》，2006 年 5 月；《明報》，2018 年 8 月 20 日

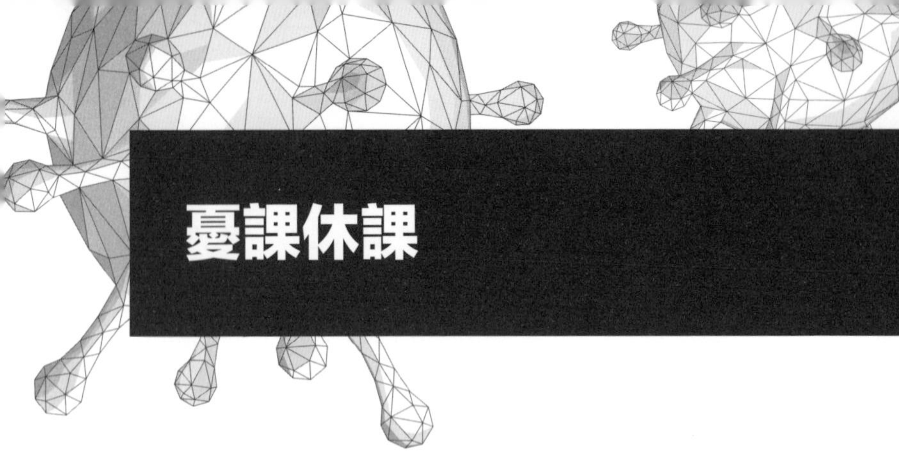

憂課休課

停了停不了

每年踏入春季，乍暖還寒的天氣隱約提醒流感季節又快來臨。流感對長者的殺傷力最大，但經過十多年的疫苗推廣活動，接種覆蓋率已相當可觀。流感對於年青一代來説並非主要殺手，但鑑於病毒在社區傳播迅速，往往影響大量人群。學校是兒童和青少年聚集的地方，也就是流感病毒的擴散基地。縱使年輕人的流感病況溫和，只要有幾個甚至一個病情嚴重，也會令到市民十分震驚。每當流感疫情越趨嚴峻的時候，停課之聲必然此起彼落。

且將學生的流感病情嚴重性暫時放下，先探討停課的作用。究竟停課可以達到什麼目的？專家們從公共衛生層面考慮，認定病毒透過空氣傳播，小朋友聚在一起會帶來交叉感染，停課可以停止病毒擴散。這個説法似乎忽略了兩個相關考慮，一是假設不上課便沒有流感擴散。從過往流感大爆發的觀察看來，傳染性極高的病毒始終還是到處傳播，不用上課的學童可能更快速地在家中或其他公眾場所將流感傳給他人。如果流傳的確是流感病毒，我們還需有第二個考慮，那就是停課時間的長度，兩三星期絕對不足夠。流感季節界限已越來越模糊，不停課幾個月是達不到「停止病毒擴散」的目的。議員們應該建議全市戒嚴，不准集會，才能勉強拖慢流感擴散，讓科學家有足夠時間研製有效疫苗，阻止流感大爆發！

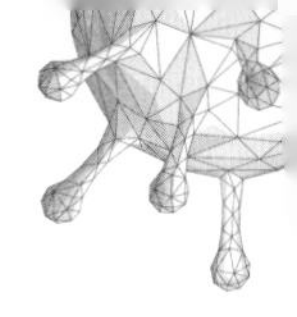

我們面對流感真的這樣無助嗎？要知道我們現時所憂心的是流感病毒，不是流行的「感冒」。中國歷史文化久遠，我們的先人破解感冒的時候，西方的科學家的祖先還未開始鑽研微生物學，自然還未發現名稱相似的「流感病毒」。感冒徵狀可以是流感病毒引起，也可以是殺傷力較低的不相關病毒所致，也和早上忘記穿厚衣的著涼感覺一樣。春天感冒多並不等於流感病毒肆虐，但要對抗流感病毒的可能爆發也得注意感冒的監測數據。真正的流感病毒大爆發是避無可避的，所以有效的防控措施也應以能讓市民過正常生活為其一目標，否則疫症受控但是社會癱瘓。現代社會和原始森林沒有本質的分別，總不能因為害怕猛獸而長年躲藏山洞吧。

停課不如休課

學校的流感事件有很多值得思考的現象。有些學校在停課之前已經發現有不少學童告病假，導致校長不得不在政府頒令之前停課，而這些停課的考慮其實並非屬公共衞生範疇。試想一間學校請病假學生的比例高，如常上課肯定會令部分課程無法正常進行，停課數天待學生復原再開課實在無可厚非。過去十多年，學校事務十分講求統一，統一的課程、統一母語授課，甚至統一家長教師組織。自然地，學校要求統一放假程序，一切根據指引行事。在傳媒監察下，人人怕處事錯誤，如無清晰指引，很少學校願意越雷池半步。還記得七十年代念中學時，就讀學校校長會因有足球外隊訪港，放假半天讓學生回家看足球直播。對今天的學校行政人員來說，這真有點天方夜譚，但從另一角度看，這樣更突顯校政自主的靈活性，不就是通識教育的體現。

至於另一方面，從衛生角度看，學童請病假是不是最有效的感染控制措施？當媒體報道一些學校有多名學生告病假時，其實應該覺得欣慰。有病學生不上課，總比戴口罩上課有意義。停課並不能完全消除社區爆發流感疫情的風險，只是將焦點帶離學校。流感病毒透過飛沫傳播，當某些學校出現多人感染的時候，證明社區已經出現眾多病毒源頭。家居和社交活動都是流感病毒傳播的環境，如要徹底控制，莫非要封關和戒嚴？代價會否太大？停課的問題在其目的，如果目標不明，下一步措施（即復課）會很難推行。如果停課目的在阻斷流感傳播，非要等到流感季節結束不可，復課自然遙遙無期。流感流行期間的任何停課措施，在復課後必然遇上反彈。與其停課，不如效法街市休市？假使病毒性流感當真襲港，每星期中間選擇一兩天休課，所能達到的目的，和長時間全面停課相差不遠。和街市一樣，休課減少可能發生的交叉感染，並提供空間時間清潔課室和校內設施，令復課後的衛生改善。學校因應情況限期休課，對學生的學業影響較少。不過，下放權力是面對可能疫症的先決條件。

新上課常規

2020 年新冠病毒（又稱 SARS-CoV-2）快速侵襲全球，各國衛生系統措手不及。香港的疫症在學校寒假期間出現，教育局無須頒布停課，只是復課無期。到了下半年的短暫復課日子，校內施行保持社交距離措施，亦嚴格規定學生老師經常佩戴口罩。新冠病毒和流感病毒傳播方法相同但致病性質並不一樣，使政策思維方面也出現差異。2019 新冠病毒病（COVID-19）感染者的病情較季節性流感嚴重，死亡率亦最少高十倍。香港的專家由於經歷過沙士，一般視新冠病毒為稍輕的沙士，而非稍重的流感。雖然全球專家學者用相同的科學數據作分析，但對付近似沙士的病毒比對付近似流感的病毒有明顯不同的

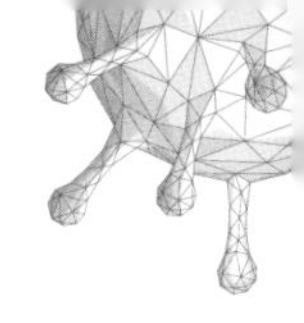

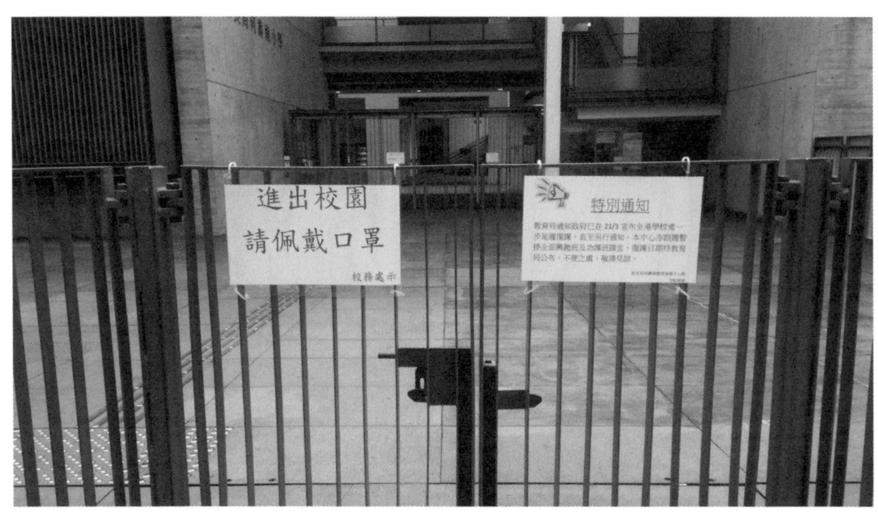

圖 4.4.1 新冠病毒疫情下，停課已是常規。（攝於 2020 年 4 月 24 日）

考慮。和沙士一樣，新冠病毒是新發現病毒，防控方法取態是宜緊不宜寬。流感是人類的老朋友，防控方法自然是參考過往的經驗，實證方式推行政策普遍被接受。

新冠肺炎疫情下，學界擔憂沙士重臨，不復課政策幾乎沒有遇到反對聲音，反而對復課十分抗拒。時間一個月一個月過去，春季過後又是暑假，學校踏入漫長的停課歲月。大學在社會運動的陰霾下，也十分接受嚴謹的停課政策。自此面授課程被網上課程替代，成為教育新常規。千百年來，人類的成長源自身教和互相學習，真的可以由常規化虛擬式學習代替嗎？

沒有疫症的日子

對抗疫病絕不簡單，沒有最佳方案，也不能討好所有人。市民也切忌吹毛求疵，盲目追求終極方案之餘，往往假設官員反應緩慢或未盡全力。這樣的態度只會迫使官員專家為博市民歡心而設計華而不實的方案，推出容易撤銷難。應對一浪接一浪的疫症，除了應當研究開發新監測系統外，也該檢討和取消沒理據支持的疾控措施。總不能有危機時才忙思考，沒危機時又不願反省，畢竟狼是會再來的……

原文載《明報》，2008 年 3 月 30 日

血的疑惑——不准捐血

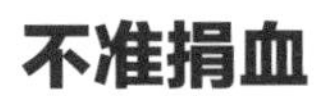

不准捐血

每次碰見在紅十字會輸血服務中心工作的朋友，我都打趣地問：「我已經被禁捐血多年，什麼時候才可以解禁？」打從十六歲開始，我幾乎每年最少去一趟捐血站。我在中學時代是學校紅十字會青少年團活躍份子，覺得捐血是責任多於義務。上世紀九十年代開始，我不能再捐血。這居然是和一種香港人頗陌生的疾病「瘋牛症」相關！

何來「瘋牛症」？

「瘋牛症」的出現挑起了所有人的神經，致病原非細菌病毒或其他已知的微生物，而是被稱為 prion 的病態蛋白質。發現 prion 的是 Stanley Prusiner，他因而獲得 1997 年諾貝爾醫學獎。真正的「瘋牛症」是發生在牛身上可致命的動物疾病，正式學名是牛海綿狀腦病（bovine spongiform encephalopathy, BSE），病牛的中樞神經系統會慢慢被破壞。人類不會感染「瘋牛症」，但會患上同病理類別的克雅二氏症（Creutzfeldt-Jakob disease, CJD）。克雅二氏症和「瘋牛症」全無關係，但同是由於腦部積聚 prion 所致。患者失去智力、記憶力和出現性格改變，部分病者有家族史，但大部分成因不明。如果吃了感染瘋牛症的牛的神經組織，可以患上破壞神經系統的新型 CJD 病（即 vCJD）。相對於克雅二氏症，vCJD 病者年紀較輕，有明顯的精神病或行為症狀、疼痛的感覺異常等。由於 vCJD 有可能經過輸血傳播，使醫學界聯想到從捐血這源頭作出相應的預防措施。由於沒有驗血檢測方法，只有訂下規條禁止任何可能帶有 vCJD 危機的人捐血。英國在上世紀八十和九十年代爆發瘋牛症疫情，故香港紅十字會追隨國際慣例，禁止在1980年至1996年間曾經居住英國三個月或以上者捐血，從此我被逐出捐血站門外。

這種以勸喻方式不准某些人捐血的策略源自「自我篩選」（self-deferral）原則，是保障血液安全的慣常措施，旨在透過問卷找出不宜捐血人士，讓他們自願地離開捐血者行列。vCJD 並非先例，捐血前篩除曾經注射毒品、有高危性行為等人士的做法已採用多年，是為預防愛滋病病毒傳播而設。有效嗎？ 在人類文明社會中，一些互相尊重的法則有其可取之處，然而，單靠自我篩選去保障血液安全並不足夠，各式檢測於是應運而生。例如在捐血站所收集的血液，全部進行乙型肝炎、丙型肝炎、梅毒等測試。所用的測試方法，全都敏感性極高，以確保血液安全受到保障。不過這種科學方法並非萬無一失，一些新出現的傳染病可能會因為未納入檢測機制，導致有問題的血液被接納了。就算全面檢測，也要視乎捐血者當天的感染情況。以愛滋病病毒感染為例，由於感染初期有所謂「空窗期」，體內的抗體甚至病毒基因可能數量太低，使部分確實已感染者可能產生假陰性結果（即明明已受感染但檢測不到）。

至於預防 vCJD 捐血者的自我篩選方面，其準則並不容易理解。除了英國外，曾經在 1980 年或以後居住法國或任何歐洲國家五年或以上的，都被剔除在捐血名單之外。還有一些趣怪的條款：篩除範圍包括曾於 1980 年至 1996 年間居住歐洲的美軍基地六個月或以上的人！ 為什麼英國的方案是三個月，美軍基地是六個月，歐洲是五年？ 相信各有支持理據，但合理與否是另一回事。

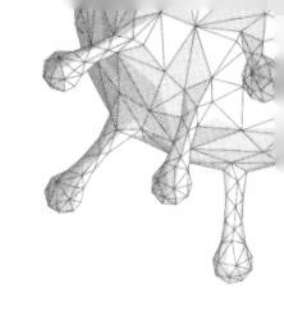

為生活而捐血

由此可見，在香港接受輸血的安全性不只是高，而是十分高和越來越高，我們實在身在福中！從另一個角度看，與其他一些地方相比，香港的措施可能有點吹毛求疵。中國河南省及一些附近省份，上世紀八九十年代發現因捐血而出現不尋常的愛滋病病毒感染案例。這件今天眾所周知的慘劇，在當年半封閉的環境下，市民掌握到的極之有限，更有點天方夜譚的感覺——接受輸血感染病毒可以理解，可是捐血反會受感染？在窮鄉僻壤、生活困苦的地方，為了改善生活，成年人賣血賺錢變成副業。操縱賣血活動的「血頭」為求增加利潤，重複多次向同一人收取血液，把血漿拿走變賣然後為他們輸回自己的紅血球。這些程序在極不衛生的環境下進行，消毒欠奉。輸回紅血球時所用的管道同時處理過其他人的血液，變相交換細菌病毒！只要一人身上有愛滋病病毒，很快使全村受感染，情況有如在人體進行生化武器實驗。時至今天，中國的賣血行為已被取締，取而代之的是「無償獻血」，血液的安全性已大幅提高。但過去累積感染者數以萬計，部分受感染婦女又將病毒傳給新生嬰兒，自己繼而病發身亡，為不少村落帶來愛滋孤兒。

在香港，義務捐血（即中國內地的「無償獻血」）早已成為深入民心的本地文化，血液從收集到輸送是一連串嚴謹的醫療程序，包括檢測、貯存、運送，全部按國際認證的安全標準進行。不論病人來自公立或私家醫院，所需的血液由香港紅十字會輸血服務中心統一供應，沒有不法的空間可鑽，當「血頭」更是無利可圖。還記得幾十年前偶爾有病人家屬找親戚朋友到醫院捐血給有需要的親人，這種做法雖是非牟利行為，可是脱離了收集血液的安全標準，容易出現錯失，到今天已是完全絕跡。對較貧困的地區來説，將收集血液工作統一並標準化是唯一的出路，但代價高昂。為每一單位血液進行各種傳染病檢測只是其中一種手段，並非獨步單方。一些國家拚命爭取資源購置貴重儀器，卻忽略了建立機制，其實頗為危險。保障血源安全還需大量配套工作，鼓勵捐血／無償獻血是長久公民教育，不能以醫學儀器代替。不過，貧窮才是萬惡之首，假如我生於昔日的河南，在養妻活兒的大前提下，今天該是愛滋病患者吧。

可否更安全？

在比較富庶的香港，因輸血引起傳染病的危機該是非常非常小吧？這倒是個見仁見智、無標準答案的問題。危機是個相對概念，沒有客觀定義標準。科學越是進步，越有機會找到新的問題，而人類社會變遷和自然環境的改變又會促成新傳染病的誕生。「道高一尺，魔高一丈」，並非所有微生物都可以透過高準確性的測試而被成功偵察。況且社會越是發達，對安全的要求也越高。當血液越來越安全，市民對輸血可能導致傳染病的容忍度也越低……「什麼？一百萬分之一的機率？太高了！」「為何不提供新測試？政府妄顧市民健康！」……

現代化的保障血液安全機制，一般包含了不少各式各樣的測試。對部分人來説，捐血成為驗身的機會。「假使捐血後紅十字會沒有跟我聯絡，不就是證實我沒有愛滋病沒有肝炎，兼且身體健康？」對他們來説，找醫生驗愛滋或梅毒太尷尬了，不及到捐血站安心，既準確，又全面。明明是身體檢測，換了角度變成拯救世人的好心捐血者。這種借捐血去驗血的心態，使安全的血液變得危險起來。只要血液收集在空窗期內，捐血者有可能將受感染但測試正常的血液送給其他人。既然如此，為什麼政府不多作宣傳，勸喻市民莫借捐血為名到紅十字會驗血？試想這樣的一段宣傳廣告在今天的黃金時段播放，明天到紅十字會捐血的人會是較少還是更多？縱使沒有空窗期，借

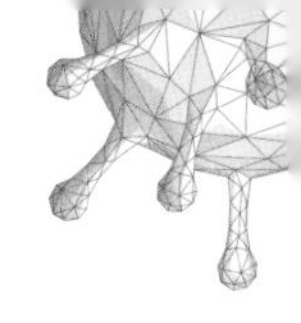

捐血去驗血仍是缺德行為，但要消滅這種為私利而濫用服務的行徑，需要的是培養市民的公德心。

為何不准捐血？

我因為曾經居住英國而被勸喻不要捐血，這只是自我篩選保障血液安全的其中一個環節。紅十字會捐血站的健康問卷還包括很多其他不適宜捐血情況，包括有否到過有某些疫症的地方、患上某些傳染病、進行吸毒和一些傳染病相關的高危行為等。男同性戀者（即「男男性接觸者」）由於愛滋病病毒感染率高，自上世紀八十年代起被勸喻不要捐血。措施曾經遭到男男性接觸者社群反對，被評為剝奪權利的歧視行為。西方國家最近幾年陸續更新指引，不再永久禁止男男性接觸者捐血，而是容許某段時間沒有男男性行為的人士捐血。2017年起，香港也將相關自我篩選政策更新，容許一年內沒有男男性行為者捐血。

傳染病令捐血變得政治化起來。這種原本基於互助互愛精神而設立的救急扶危方法，現已成為十分複雜的社會現象，有不該捐血的去了捐血，應該捐血的卻可能被制止捐血，還有的是永遠糾纏不清的辯論：捐血是義務、責任還是權利？

原文載《醫藥人》，2006 年 11 月

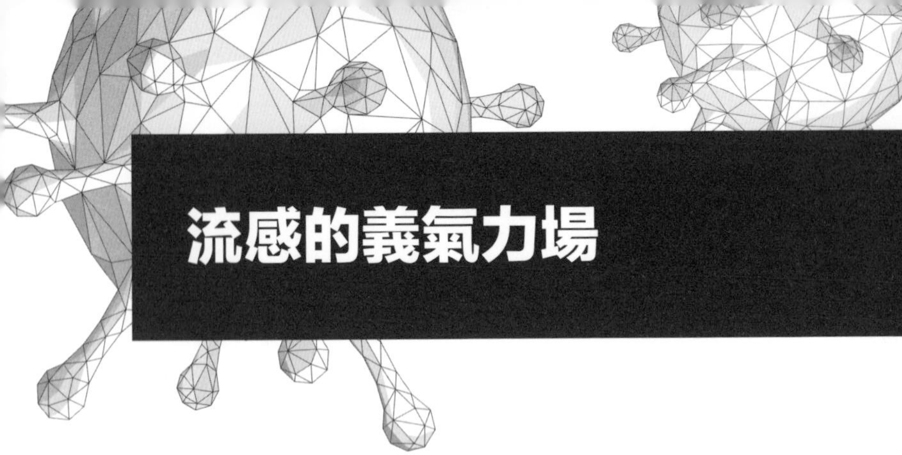

流感的義氣力場

醫院逼爆了

每年的流感季節來勢洶洶，令香港的醫療系統透不過氣來。公營醫院病房紛紛 100% 以上爆滿，醫護人手緊絀兼工作支援不足，終日疲於奔命。多年前高官曾經一句「捱義氣」使平時默默工作的護理員走到台前，哭訴政府無良，未為疫情作好準備。媒體報道醫管局高層薪酬年年上升，而前線員工人數和薪酬沒有增加……管理層和員工壁壘分明，加大了解決問題的困難。

在香港，流感爆發幾乎是每年必然出現的大事，差別只是規模大小、發生時間、持續多久等。對於這種能預見的困境，為何我們仍然束手無策？任何行業遇到人手問題，只要財政健全，理應可以透過增加招聘和培訓人材去解決。長期作戰需要建立時刻備戰的軍隊，而短期事故則倚賴突發部隊的配合。高官們經常表示善用資源完善香港的醫療系統，但流感偏偏每年一或多次令市民懷疑政府的決心和能力！雖説金錢可以解決問題，但要適時處理疫情，人手不能只臨時加少許。到人數充足到可以隨時應付危機時，又怕被批評為過剩，而且財政支出亦難以支持。醫療工作人員是專業梯隊，臨時員工往往只能充當二線支援工作，結果只好依賴現職者「捱義氣」繼續工作，別無他法。問題是：政府和高層怎樣尊重這些義氣人員？有

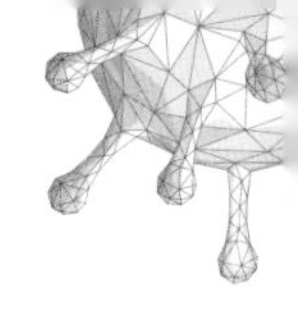

些國家以雙倍或三倍薪酬獎勵願意在惡劣環境加時工作的員工，我們做得到嗎？ 而且社會氣氛也是另一個阻礙因素：不少年輕人不願超時工作！ 曾幾何時，醫生們控告醫院當局沒有補償他們以往的超時工作。説到底，醫療服務越來越像工廠生產線，員工追求的是論「工（時）」行賞，而非專業精神，義氣當然不重要。

解決醫院逼爆問題

醫療系統逼爆真的別無他法？ 那又未必。用醫學方式解決醫學問題該是較為恰當的做法。已發生的危機別無他法，在沒有疫症的日子需要預先為來年的疫情拆彈。與其加人加床加資源處理流感病患者，不如設法令疫情受控，減少市民染上流感的可能。少了病人求醫，醫院自然不會逼爆！ 現時的流感疫苗效力儘管不高，但一般有四至六成把握預防感染。最合邏輯的策略是全民接種流感疫苗，大幅減低流感患病率。政府為長者提供疫苗注射，其實已經有效地減少長者患病住院，但是病毒往往從其他健康的人身上繼續傳播。香港的流感疫苗政策，是小修小補的為某些高危一族注射疫苗，當中包括長者，而兒童接種也只是剛起步，每年全香港接種疫苗的市民只佔小部分。當大部分人不受保護，病毒自然痛快地穿梭人群，只要 1% 的人「中招」生病，醫院也必逼爆。

全民接種流感疫苗是新思維？ 不！ 美國疾控中心建議六個月大以上的國民每年接種流感疫苗，相等於全民防疫。美國 2017 ／ 2018 年成年人（十八歲以上）的疫苗覆蓋率達 37.1%。2018 ／ 2019 年的初步數據顯示已上升至 44.9%，而六個月至十七歲兒童則達 45.6%。反觀多年來香港兒童的流感疫苗接種率只有百分之十幾，而成年人只是 10% 左右。五十至六十五歲的「中年人」情況更是不堪，一些研究發現連 10% 也沒有[2]。香港政府多年來只資助六十五歲或以上長者接種流感疫苗，到了 2019 年才擴大至六十至六十四歲的「中年人」，算是遲來的春天吧。在流感力場內，疫苗比人有義氣。縱使預防成效一般，部分接受注射的人還是有可能感染病毒，但病情相對溫和。當然，疫苗的成份無法和傳播中的病毒百分百配對。偶爾病毒全面洗牌，流感仍有可能大流行，2009 年的豬流感〔今稱甲型流感（H1N1）pdm09〕便是一個例子。這些偶然無法預測，也不見得有什麼破解良方。

也得捱義氣

以全民接種流感疫苗解決醫院逼爆問題，也不是個簡單方法。但比較起增撥資源和培訓增聘醫療人才，疫苗是相對便宜和少爭論點。首先要每年購買幾百萬劑疫苗，不過既然庫房充裕，問題已解決了一半。社會上總有反疫苗的聲音，說盡疫苗的壞處，用一切舉證唱反調。有人以鄧小平作例子，說他吸煙也能活到九十歲沒患肺癌，就好像沒注射流感針也不會染流感一樣。不過，假使每個市民效法鄧小平同志煙不離手，社會上的患肺癌比率不升才怪。同樣地，一個人不接種流感疫苗不見得有何問題，但成了效法對象便一發不可收拾，流感不爆發才是奇蹟。

這時候，高官們需要向醫療專業人員招手，請他們捱義氣做個好榜樣，全部接種疫苗。到今時今日，香港每年接種流感疫苗的醫護人員只佔總數一半。在市民眼中，醫護專家絕對是典範。如果醫生護士都不接受疫苗注射，病人們會踴躍接種嗎？不少醫護人員忘記了疫苗是感染控制（infection control）工具，他們是有責任接種的。除

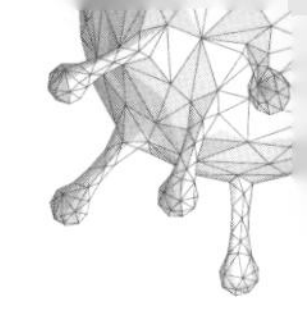

此之外，他們亦有責任勸告病人和市民接種疫苗。發揮最大作用的不是什麼什麼傳染病教授，而是每位家庭醫生和前線人員。全民接種流感疫苗是上佳衞生策略，政府願意承擔嗎？

原文載《明報》，2019 年 1 月 27 日

2 香港政府的流感疫苗資助計劃以往不包括六十五歲以下人士，報告顯示在2012／2013年度流感季節前接種疫苗的五十至六十四歲市民比率低於百分之十。
Chan D. Seasonal influenza vaccination coverage survey for the 2012/13 season. *Communicable Diseases Watch* 2013;10（19）:74–5.

疫情下新常態

2020 年的新型冠狀病毒（新冠病毒）感染持續流行，香港市民對疫情結束的盼望，顯得越來越難實現。儘管中國內地的新冠疫情基本受控，但幅員廣闊的美國情況嚴峻，歐洲疫情反覆，南美洲病毒傳播嚴重，亞洲和非洲數據不足，實在難以解讀形勢。期望零感染個案的來臨，似乎已經失去意義。身為地球村的一個小角落，香港政府要準備和新冠病毒作經年的持久戰。與其祈求奇蹟出現，不如思考如何推行和落實新常態……

疫情要設級別

何謂常態（norm）？顧名思義，常態是平常的狀態。地小人多的香港，外出吃飯應酬一向是社交常態。香港政府推出的限聚令，是以法律手段建立一個限制市民社交活動的暫代常態規則。在法例下，餐廳限制每枱食客人數，公眾地方的群組聚集人數也設上限。既然限制社交距離可以有效防控新冠病毒擴散，我們需要的並非一刀切的限聚和不限聚，而是將某程度的限聚變成常態。在政治陰霾下，限聚是一個敏感詞語，需要靈活的手段推行。既然市民要和新冠病毒共存（至少）好幾年，有共識的社交新常態比法令好。

社交常態包含什麼？針對新冠病毒而言，社交常態離不開兩個範疇，分別是佩戴口罩和保持社交距離。要常態性的戴上口罩和維

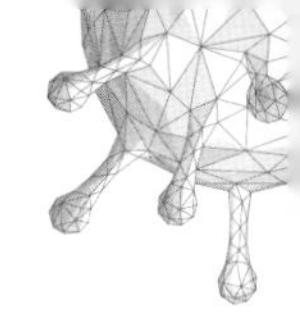

持社交距離，需要建立時間、場合和標準三方的共識。醫院管理局啟動的三級應變級別，為醫院在感染控制方面提供了因應疫情的行動指引。社區不是醫院，香港市民需要一個為社區防控疫情而設的級別制度。專家們理應以科學理據為新冠疫情創立分級制，要如颱風信號一般的簡單易明。疫症初期，新冠肺炎是一個單一傳染源的疫症，可以用十四天或二十八天零感染作級別指標。隨著疫情持續，這些指標已顯得不合時宜，取而代之的應該是：新增個案源頭是本地還是從外地輸入、增加幅度多大、地理分佈如何、有沒有聚集性傳播等。

社交距離是重點

新冠病毒已非新事物，人類對它的傳播途徑和微生物特徵亦有相當了解。新冠病毒經人傳人，傳染性很高。由於病毒能在環境停留，部分感染可能涉及接觸無徵狀病者的污染物，以致追蹤困難。在未有疫苗的日子，維持社交距離是社區防疫的最佳辦法。人類是社交動

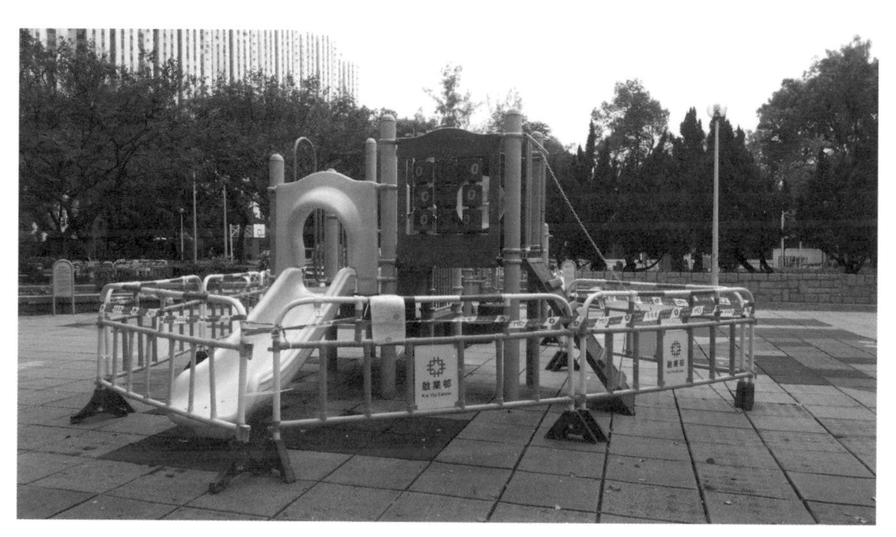

圖 4.7.1 新冠病毒疫情下禁止使用康樂設施（攝於 2020 年 12 月 11 日）

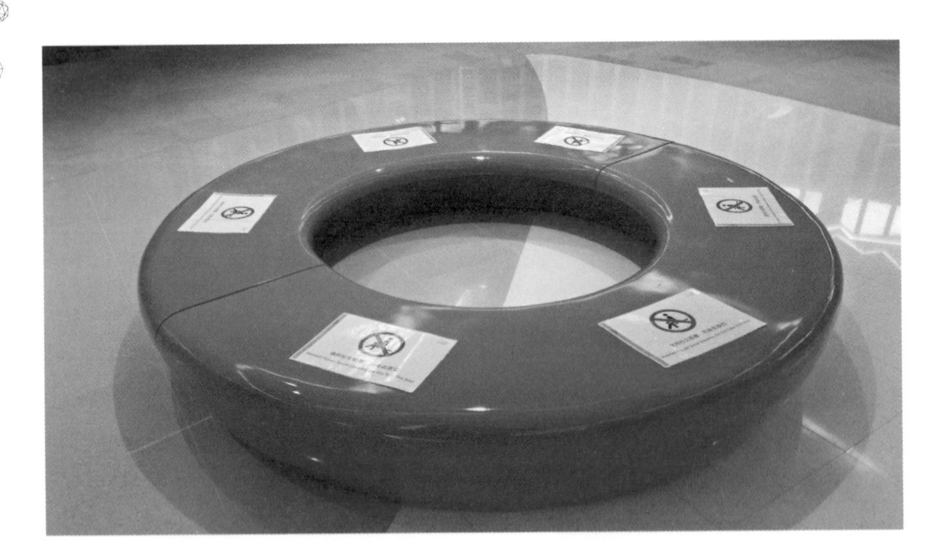

圖 4.7.2 公眾場所的保持社交距離措施（攝於 2020 年 4 月 30 日）

物，總不能老死不相往來。從居家隔離和限聚令的經驗看，短暫的分隔並非不可行。要長時間執行，必須根據疫情級別更新，令市民可以有依可循。

餐飲業是香港市民社交的靈魂場所，疫症前受歡迎的酒樓餐館食客擁擠，門外亦往往有人群聚集。就算沒有新冠肺炎，這些處所肯定和其他傳染病擴散掛鉤，特別是每年襲擊香港最少一次的流感病毒。處所限聚令縱使引來非議，但從正面看，此令大幅改善了環境衛生問題，就連流感也銷聲匿跡。2003 年沙士後公筷的使用大行其道，因而成為新常態，新冠肺炎為餐飲環境再次改善提供了時機。業界應該自發釐定最低標準，令客人無論有新冠疫情與否都能時刻安心光顧。法例下規定枱與枱之間相隔 1.5 米距離，這有條件被轉化為餐飲處所的最低標準，無須以法例監督執行。以板間隔原是權宜之計，使細小的店鋪可以營業，但由於缺乏標準，假使疏於清潔，長久也可能滋

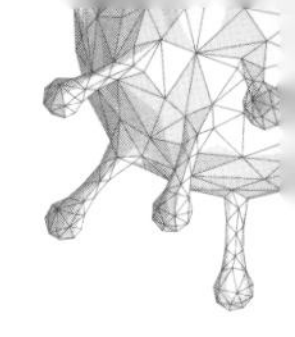

生新的衛生問題。本地的茶餐廳衛生未必理想，但每位食客逗留時間短，危機相對不高。不要以為高級會所食肆傳播病毒風險小，這些地方往往是親朋相聚頗長時間的室內空間，情況和幾艘高級郵輪爆發新冠疫情一樣。不要迷信口罩，只要環境的病毒量夠高，戴上口罩也會中招。除了社交距離，環境清潔、氣流和個人衛生同樣需要納入新餐飲常態。

食肆只是公眾場所中比較起眼的處所類別，社會上社交場所眾多，需要不同的衛生常態守則。香港是個現代城市，強項是做事靈活、流程系統化和信息快速交流。各種場所總有不同行業的專業人員主理，絕對有條件建立行業守則。在嚴格的衛生守則下營業，總比結業影響生計好。法例並非限制社交距離的最理想方法，依法辦事不是

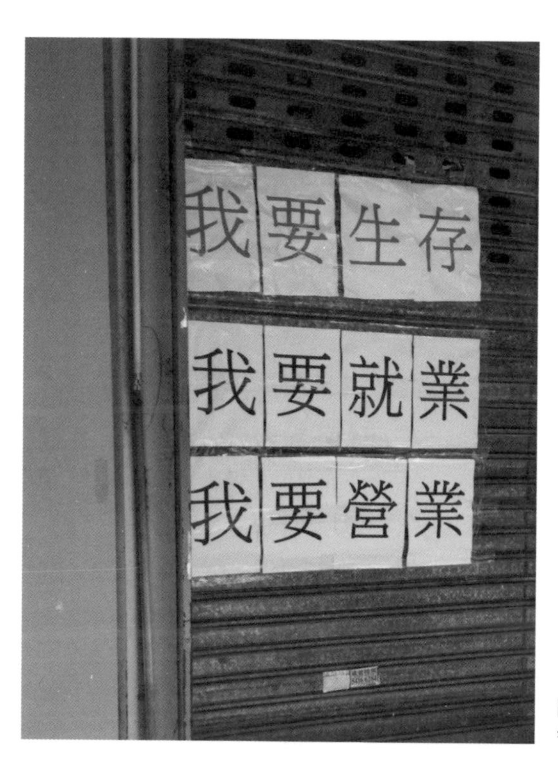

圖 4.7.3 疫情下繼續營業是一個大考驗（攝於 2020 年 4 月 26 日）

正確處事態度。香港重視的是法治精神，不是凡事依賴冗長法例去指導執法。對於一些如演唱會等大型活動的安排，可以設立專業評審委員會作出衛生和社交距離的建議。環境影響評估可以為保護環境提高水平，包含社交距離的衛生評核也同樣地確保場所符合理想。香港居住和活動空間小，高水平的衛生常態肯定有國際參考價值。

不戴不戴還須戴

新冠社交常態等於分分秒秒戴上口罩？絕對不是。從媒體在 2020 年 6 月父親節鏡頭下捕捉的用餐市民笑容中，就知道大家多麼珍惜不用戴口罩的時機！要明白市民不是病毒專家，如非必要是不會慣性採取預防措施，強調常戴口罩的結果是常態性不正確戴口罩。炎夏的香港在街上佩戴口罩，可持續性絕對不會高，這是高官專家們在冷氣地方接受訪問時未必感受得到。

新冠病毒肆虐期間，佩戴口罩和保持社交距離是市民大眾應該同時採納的防疫措施。但是在無法加闊距離的情況下，戴口罩與否需要單獨考慮。有病徵的需戴口罩毋庸置疑，其他情況則應跟隨疫情級別和因應場合調整。在疫症下需要常態性佩戴口罩的情況可包括：乘搭公共交通工具，進入街市商場、公眾洗手間等。曾經有專家建議工作時戴口罩，理據是某些工作場所有傳播病毒的風險。最理想的是各行業自行為工作場所制定衛生指引，規定員工什麼場合、什麼時候必須佩戴口罩。主要考慮的是工作是否涉及近距離接觸顧客，或長時間和其他員工共處於同一室內環境。德國和美國都曾經發生過食物加工廠工人出現大規模聚集性新冠病毒傳播，這並不表示處理食物是高危活動，問題在於眾多工人長時間近距離共事，如果染病毒病者繼續工作，就算所有工人戴上口罩也無補於事。

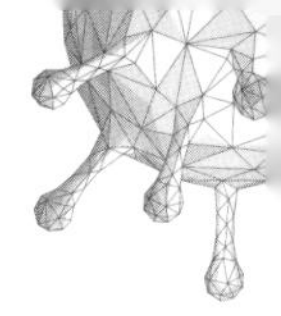

疫症初期有關口罩的爭論有點不必要，其實當中的爭辯只在「何時用」和「用哪款」，而非「有沒有用」。世衛更新了新冠疫情下的口罩使用指引，香港的媒體報道只是傲慢地批評這個聯合國組織「終於」同意需要戴口罩。不少港人只是覺得世衛反應緩慢，忽略了這份內容相當充實的文件。世衛的新指引建議某些情況下在社區適當戴上布口罩，還提到法國開始為民間口罩制定標準。在社區佩戴口罩的用意並不是令佩戴者零感染風險，而是有效減少周圍環境受病毒污染，使所有人的感染危機降低。在漫長防疫日子，多戴口罩肯定是社會新常態。需要注意的是要為民間戴口罩尋求共識，除了在適當時刻建議戴口罩外，還須鼓勵市民何時不戴口罩。一般而言，在郊外旅行或行山是沒有戴口罩的必然道理。戴口罩與否，應視乎社交環境的特質而非單獨看待所在地方的位置。如果一群人像旅行團般郊遊，預計時間長又有陌生人同行，無論是室內或室外，疫情期間都應該全數戴口罩。重點是全部參與活動的人都戴口罩，而非害怕感染的人自己戴上。如果一個人在空曠環境也擔心感染的，索性躲在家中好了，不要浪費口罩和增加垃圾。

在疫症初期，歐美國家普遍反對社區全民佩戴口罩，其中原因是視外科口罩為醫療防禦品，認為應該留給醫護人員在醫療機構使用。部分外國人對中國人的仇視，某程度上源自我們使用大量外科口罩。外科口罩並不環保，身為地球村公民的香港人，應該趁著疫症緩和的時刻重新思考如何減少使用外科口罩。政府免費派的銅芯口罩申領的人雖多，佩戴的卻甚少，批評不絕：「太熱喇」、「似內衣般」、「只得一款無個性」、「麻煩要洗」……香港人太幸福了，物資充裕得無須擔憂醫療用品不足。外科口罩本應是進行外科手術時保護病人用的，為何不見有廠家製造環保社區口罩？香港人的創意去了哪裡？也許他們給專家們對口罩的要求嚇怕了？新常態下口罩是社區衛生用品，不是高效能防毒面具。

適應新常態

「究竟防疫要防到什麼時候？」這是個沒有答案的問題。縱使新冠肺炎疫苗面世，還需相當時間研究成效。價錢負擔得起嗎？有沒有副作用？大量生產需要多少時間？不要相信媒體報道某些學者的樂天態度，好像過兩個月便可以起貨！就算七百萬劑疫苗明天運抵香港，怎樣安排接種？誰人先接種？香港政府花十幾年推廣流感疫苗，就連醫療工作者也只得少於五成接種。民間也有不少人不信任疫苗，更何況是新方法製造的科技產品，能確保他們不發難唱反調嗎？如果長時間也只得少部分人接種疫苗，就達不到群體免疫。

群體免疫是什麼？

個人是否對某細菌病毒免疫，完全是取決於自身是否已接種疫苗或從感染康復。整個社會的群體免疫力，並不要求 100% 的人接種疫苗，只要人口的大部分（例如 70% 至 80%）免疫已經足夠保護整個社區不受感染。如果達不到群體免疫標準，新冠病毒便會長存人類社會。因此，現時最有效的公共衛生策略並非等待疫苗，而是創建防疫新常態，並且務求全民適應這個新時代常態。

我相信不少國家的領導人均希望國民盡快受感染，只要病況輕微或甚至無徵狀，通過群體免疫可保疫情快速完結。然而，瑞典國策是不封關不硬性執行社交距離，幾個月後社區也只得 6% 人民有抗體，意大利那麼嚴峻的疫情換來的是百分之十幾。而且越來越多研究發現

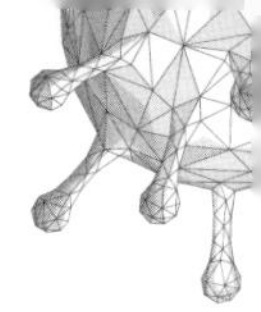

抗體可能只存在幾個月，可見完全依賴自然感染達至群體免疫似乎並不可行[3]。世人對新冠病毒疫苗抱有很大期望，期望透過全民接種達至群體免疫。不過，個別疫苗的有效性和安全性將會影響防控成效，而為全球大部分人接種疫苗將是對公共衛生的一大挑戰。在疫苗尚未成為主要防疫工具的今天（按：本書出版時開始陸續注射，但成效有待觀察），適應新時代的衛生常態是唯一出路。

原文載《明報》，2020 年 6 月 28 日

3 研究報告顯示，抗體是新冠病毒感染的極佳標記。抗體反應在感染後的頭幾個月持續，隨後呈下跌現象。
Iyer AS, Jones FK, Nodoushani A, Kelly M, Becker M, Slater D, Mills R, Teng E, Kamruzzaman M, Garcia-Beltran WF, Astudillo M, Yang D, Miller TE, Oliver E, Fischinger S, Atyeo C, Iafrate AJ, Calderwood SB, Lauer SA, Yu J, Li Z, Feldman J, Hauser BM, Caradonna TM, Branda JA, Turbett SE, LaRocque RC, Mellon G, Barouch DH, Schmidt AG, Azman AS, Alter G, Ryan ET, Harris JB, Charles RC. Persistence and decay of human antibody responses to the receptor binding domain of SARS-CoV-2 spike protein in COVID-19 patients. *Science Immunology* 2020;5（52）:eabe0367. doi: 10.1126/sciimmunol.abe0367.

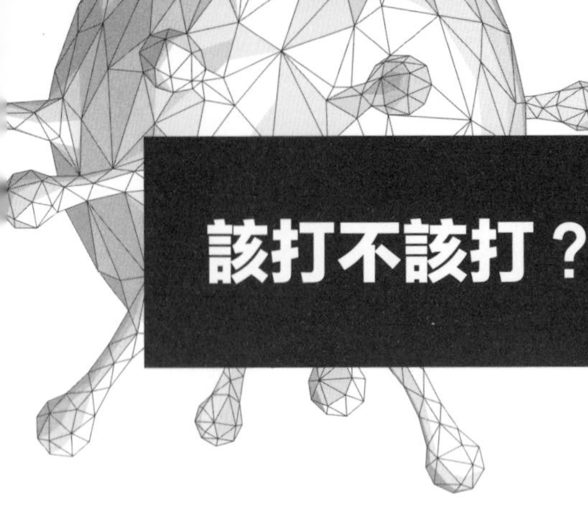

該打不該打？

注射疫苗的目的

新冠病毒全球肆虐的 2020 至 2021 年間，疫苗以驚人速度飛快研發。但是試驗疫苗功效是冗長繁複的過程，不能單靠高科技加速完成。實驗室研究和動物實驗可以加快，臨床（即是人體實驗）研究卻不可能加速。和新藥研究一樣，新冠病毒疫苗的研發要經歷幾個不同階段：第一期是安全性測試和試圖斷定適當劑量；第二期是小規模的功效研究；成功通過第一、二期臨床研究後，才可以在人群進行大規模的第三期功效研究。美國食品和藥物管理局（FDA）和歐洲藥品管理局（EMA）不是在 2020 年底開始批准使用（approval for use）某些疫苗嗎？這是個美麗的誤會，其實很多新冠疫苗的第三期研究還在進行中，不可能正式批准使用。FDA 所給予的是「緊急使用授權」（emergency use authorisation），和 EMA 的「有條件市場授權」（conditional marketing authorization）相類似。換句話說，這是一次提前授權使用，為的是令那些已經相當有效安全的疫苗可以在緊急情況下使用。

緊急使用藥物是比較容易明白的概念。例如病人某病情況趨嚴重，現有藥物全部失效，使用尚未批准的試驗中藥物成為出路，以授權方式處方。新冠疫苗是另一回事，它的主要作用是預防新冠肺炎等嚴重疾病或者預防病毒在社會傳播，處理的不是一個染病病人而是疫

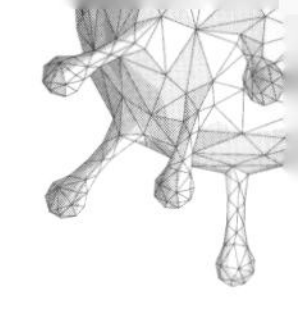

情本身。美國和歐洲的監管機構所做的是授權使用疫苗，預防社會還沒有發生的感染。這個程序並非為個別國民提供安全有效的健康產品，而是為國家城市提供相對可靠的防疫方法。香港也因此成立獨立專家委員會審批每一款疫苗，而不是通過政府衞生部門原有的藥品批核程序，原因同是為了加快步伐，預防疫症蔓延。明顯地，緊急使用和正式批准個人使用的標準不一定相同，這解釋了為何疫苗有 50% 以上的功效對防疫來説已算不錯。

我要選擇

新冠病毒疫苗的出現使疫情開始出現曙光。從媒體報道得知貧窮地方的新冠病毒疫苗劑量極之有限。2021 年初，西非的幾內亞（Guinea）是唯一提供疫苗注射的低收入國家，第一階段只有二十五人接受注射。新聞網站所見，八十二歲的總統接種了俄羅斯提供的疫苗，還附上和普京的合照。當時幾內亞的感染人數是一萬四千，其中八十一人死亡。這邊廂，香港已經預訂了好幾百萬劑疫苗，坊間的話題是：「哪一款比較安全？」「為何數據不齊？」「我應該怎樣選擇？」「我不要某國的產品……」貧窮從來都是傳染病的元凶，西非國民沒有選擇，香港人忘了自己身在福中。

現今世代，很多人都強調自己有選擇自由。假如已經有多種疫苗被正式批准使用，市民為各自的原因選擇適合自己的品牌疫苗是無可厚非。今天新冠疫情大流行，各國政府選擇可靠的疫苗，經特別批核去控制疫情，減低新冠肺炎死亡率和感染率。要達到目標，高覆蓋率至為重要。在習慣自由選擇的社會，市民最關心的往往是自己的健康，而非考慮整個社會全體民眾的健康（這就是公共衞生），事情於是變得複雜起來。本來是全民渴望疫苗面世，現在由於有選擇，人們開始細心為自己考慮：不接種、接種某疫苗、不接種某疫苗等。當然，任何有承擔的政府都會為接種疫苗訂定緩急先後方案，謀求達到最佳預防效果。

與西非幾內亞相比，我們生於香港可算是幸福的一群，在疫苗降臨的前夕還有選擇的自由。在新冠疫苗覆蓋榜上，以色列排行第一，在 2021 年 2 月時已有超過三成人口接種，阿聯酋排第二（有 21%），英國美國都在前十名。香港這時候還未有第一劑疫苗？除了疫苗流程安排外，還要取決於市民的態度——究竟疫苗的主要作用是保障個人健康，還是控制病毒在社會擴散？有些人總覺得疫苗研究數據不足，不願充當白老鼠，不願參加「試驗」。其實，接受新冠疫苗注射的一定不是白老鼠。實驗室的白老鼠除了沒有選擇權外，最終必死無疑：疫苗無效的會病死、疫苗引起併發症或嚴重過敏的會失救死亡、疫苗有效的也會被解剖……我還記得二十多年前香港的愛滋病病人多渴望服用研究中的藥物！遺憾當年本地大學沒有學者進行這方面的研究，大藥廠不願在香港進行跨國愛滋病藥物臨床研究（香港感染率太低），不然存活率必然高得多。現時推出的新冠病毒疫苗，儘管安全和效力兩組數據不充分（不然已獲正式批核），但是已經歷成千上萬充當白老鼠的人在第三期臨床研究試驗使用，失效的早已丟到垃圾堆了。

流感疫苗的教訓

流感病毒的傳播和新冠病毒相似，香港和其他資源充裕的國家城市一樣，年復年推廣接種流感疫苗。醫療工作者接種流感疫苗，可以有效預防病毒在醫療環境擴散，是切切實實的感染控制（infection control）措施，保護醫療環境和體弱的臥床病者。十多年的努力，香港醫療工作者的流感疫苗覆蓋率只有約 50%。究其原因，還是個人取態主導所致！不少醫療專業人士覺得自己感染病毒和患嚴重病

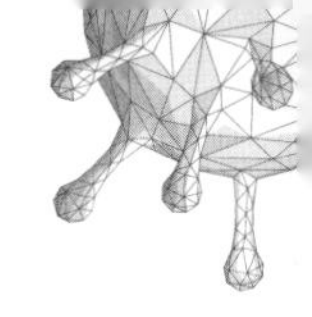

的風險低，疫苗效力差，更擔憂副作用，並不熱衷接種。2009年爆發甲型流感（H1N1）pdm09疫症（前稱「豬流感」），願意接種疫苗的人數少得慘不忍睹，害怕的也是副作用。和治病藥物不同，常人（醫療工作者更甚）對疫苗的安全性要求極高，稍有懷疑必然是考慮考慮再考慮。有趣的是，後來的流感三或四價疫苗，當中經常包含了H1N1，抗拒的人卻少了。

以流感疫苗作例子，除非市民覺得新冠病毒的為害更大，否則很難保證達至高覆蓋率。現時已推出的疫苗只有有限數據支持，坊間聽到的是陰謀論多過科學分析。很多專家由於忠於科學，面對一系列尚未完成第三期臨床研究的疫苗，不願意判斷接種後對個人保護功效的高低，而是著眼於分析副作用多或少。在網絡充斥大量疫苗副作用資訊的現象下，市民要求絕對安全的疫苗，而忽略平衡接種疫苗和受新冠病毒感染兩者的危機。大家都忘記了FDA和EMA授權使用新疫苗的原意是迅速控制疫情，並非單為了保護個人。人是自私的動物，又有誰會大聲疾呼，呼籲全民為了整個社會去接受疫苗注射？

免疫通道效應

社會上大部分人希望抗疫成功，可以盡快解除束縛，回復正常生活。對很多香港人來說，一年不能離開香港到別處旅行是重大懲罰！有不少國家已經開始考慮以接種疫苗作為免疫證明，將來到某些地方，針紙（接種疫苗證明）可能成為必備通行證。如果加上快速核酸檢測陰性結果，其實如同加碼健康碼。縱使只有少數國家嚴格規定需要有疫苗證明才能入境，但不同的旅遊點為安全計，要求出示證明才放行的做法會趨普遍。跨境工作的情況和旅遊一樣，接種疫苗後可以行免疫通道。市民有權選擇不接種疫苗，但這將等同放棄旅行和進出香港的權利！以旅遊作為經濟支柱的香港，相信部分行業將會要求員工持有效疫苗證明，不接受疫苗注射等同離開這個行業。

認識疫苗的效能和副作用，不一定會令市民對疫苗的信心增強而選擇接種，反而免疫通行證的需求有可能有助提高疫苗覆蓋率，促使社會達至群體免疫目標。疫苗費用高昂，形成高收入國家達至高覆蓋率的機會相對較大，貧窮地方購買疫苗能力低亦將其抗疫能力拖低。由於衛生環境和醫療設備不足，貧窮地區的新冠疫情危機本身已是很高，要做到長期保持有效社交距離其實需要極大量資源，更需針對扶貧和建立衛生環境、教育和房屋等。為貧窮地方人口接種疫苗反為相對便宜！ 研發疫苗費用高昂，但大量生產疫苗所涉的資源並非難以負擔，情況和過去幾百年對抗天花等疫症相若，可以透過大額捐獻和國際機構協調去達至防疫目標。

我十分樂觀，香港的疫情將會因為引進疫苗而加速受控。

原文載《明報》，2021 年 1 月 24 日